ÉTUDE CLINIQUE

DE

ANESTHÉSIE DU CHEVAL

PAR LE CHLOROFORME

PAR

Le Docteur DUCASSE

VÉTÉRINAIRE EN 1er AU 3e CHASSEURS D'AFRIQUE

> « L'anesthésie chirurgicale est peut-être
> « le plus beau triomphe que l'homme ait
> « remporté sur la nature. »
>
> P. TILLAUX
> *Traité de Chirurgie clinique.*

PARIS

ASSELIN ET HOUZEAU

DE LA SOCIÉTÉ CENTRALE DE MÉDECINE VÉTÉRINAIRE

Place de l'École-de-Médecine

—

1903

ÉTUDE CLINIQUE

DE

L'ANESTHÉSIE DU CHEVAL

PAR LE CHLOROFORME

PRINCIPALES PUBLICATIONS DE L'AUTEUR

Précis de Pharmacie vétérinaire pratique. 1 vol., 600 pages avec 40 fig. intercalées dans le texte, chez ASSELIN et HOUZEAU, éditeurs, Paris.

Du sérum artificiel comme moyen de diagnostic précoce de la tuberculose. In « Répertoire », 1899.

Diagnostic précoce de la tuberculose par l'inoculation expérimentale au cobaye. Broch. éditée chez KREISS, Nancy.

Sur le mode d'administration de la Pilocarpine et de l'Ésérine dans les coliques d'indigestion chez le cheval : résultat de l'emploi systématique de ces médicaments. In « Répertoire » 1896-1900-1901.

Sur un nouveau procédé d'énucléation de l'éponge chronique. In « Répertoire », 1901.

Emploi de la teinture d'iode dans le traitement des plaies infectées. In « Répertoire », 1901.

Recherches expérimentales sur l'hyperthermie : résultats. In « Répertoire », 1902.

7138-03. — CORBEIL, Imprimerie ED. CRÉTÉ

ÉTUDE CLINIQUE

DE

L'ANESTHÉSIE DU CHEVAL

PAR LE CHLOROFORME

PAR

Le Docteur DUCASSE

VÉTÉRINAIRE EN 1ᵉʳ AU 3ᵉ CHASSEURS D'AFRIQUE

> « L'anesthésie chirurgicale est peut-être
> « le plus beau triomphe que l'homme ait
> « remporté sur la nature. »
>
> P. TILLAUX
> *Traité de Chirurgie clinique.*

PARIS

ASSELIN ET HOUZEAU

LIBRAIRES DE LA SOCIÉTÉ CENTRALE DE MÉDECINE VÉTÉRINAIRE

Place de l'École-de-Médecine

1903

AVIS DE L'AUTEUR

Cette étude se rapporte à l'Anesthésie chloroformique chez l'adulte et non chez le jeune cheval. Chez ce dernier, il se peut que l'Anesthésie soit plus rapide, comme chez l'enfant où elle est beaucoup plus prompte que chez l'homme, mais nous n'en avons pas l'expérience. Il est bon de savoir que, plus rapide, la marche de l'Anesthésie a ses diverses périodes moins dessinées et moins nettes, ce qui peut avoir de grands inconvénients pour un opérateur peu exercé.

AVANT-PROPOS

Lorsque le professeur Rey de l'école de Lyon montra, en 1849, la possibilité de se servir du chloroforme dans les opérations longues chez les animaux, il en exagéra les dangers, aussi les praticiens se sont-ils toujours tenus sur une extrême réserve. En effet, non seulement la chloroformisation n'a jamais été parmi nous dans la pratique courante, mais encore, son emploi a été tellement exceptionnel que, parmi nos jeunes confrères, un tout petit nombre seulement a dû assister à quelque cas d'anesthésie. Nous ne voulons parler ici que de l'anesthésie clinique et non pas de ces séances de thérapeutique expérimentale auxquelles chacun de nous a pu se trouver pendant le cours de ses études.

Quant à ceux que l'âge place parmi les doyens de notre profession, l'anesthésie est toujours restée pour eux une chose purement théorique. C'est pourquoi il est naturel qu'ils redoutent l'emploi du chloroforme, qu'ils craignent l'anesthésie et la considèrent comme un luxe chirurgical auquel il est presque ridicule que nous ayons recours.

Les animaux sont nos victimes, tel est le raisonnement de la majorité, et que signifie, dès lors, cette

précaution qui n'a que l'unique privilège de supprimer la douleur? Les non-partisans disent encore que,
notre chirurgie étant mal rétribuée, nous devons
opérer le plus économiquement possible. Enfin il y a
aussi ceux que retient la crainte de voir l'opéré
devenir victime d'un accident de l'anesthésie, accident dont le chirurgien serait sans doute, jusqu'à
nouvel ordre, pécuniairement responsable.

On comprend dès lors cette retenue ; mais comment
se fait-il que chacun énumère les inconvénients de
l'anesthésie sans que personne ait cherché à en faire
ressortir les avantages ? Ceux-là qui considèrent la
suppression de la douleur pendant une opération
comme secondaire chez les animaux, oublient sans
doute qu'avec la douleur disparaissent les mouvements de défense de l'opéré ; que, dès lors, le chirurgien n'ayant plus à lutter contre la brutalité de son
malade, reste en possession de toutes ses facultés,
ne néglige aucun temps de l'opération, pratique dans
de bonnes conditions, l'asepsie et l'antisepsie et finalement profitant dans de larges mesures des bénéfices de cette dernière méthode, obtient, avec une
bonne cicatrisation, une guérison plus rapide.

Voilà le résultat de l'application de l'anesthésie
dans la pratique courante de notre chirurgie ; il se
chiffre, comme on le voit, par une diminution de
journées de traitement et par une cicatrice qui ne
peut que faire honneur au chirurgien. Il ne faut plus
croire, en effet, que c'est une chose vaine que de chercher à supprimer la suppuration des plaies chez le
cheval, sous prétexte qu'une cicatrisation immédiate est difficile sinon impossible à obtenir. Il y a
parmi les chevaux, comme il y a parmi les hommes,

des individus qui suppurent plus facilement que
d'autres, c'est là une question de tempérament ; mais,
de là, à considérer tous les chevaux que l'on opère
comme devant suppurer fatalement, il y a loin. Et
ceux qui, par leurs écrits ou par leurs paroles
ex cathedra, ont propagé cette erreur n'ont pas fait
la part, dans la suppuration, de ce qui revenait à
l'espèce et de ce qui nous revenait à nous, chirurgiens. Ce qui est la vérité, c'est que si le cheval
suppure aussi souvent, cela tient à ce que nous
n'avons pas l'habitude, que nous ne prenons aucun
soin d'appliquer la méthode antiseptique ou que
ceux qui s'en servent au moment de l'opération, ne
pensent pas aux infections secondaires qui peuvent
se produire si facilement dans nos milieux infectés,
le lendemain ou le surlendemain de notre intervention.

Pour bien appliquer la méthode antiseptique comme vétérinaire (1), il faut faire de l'antisepsie non
seulement avant et pendant l'opération, mais aussi
pendant les jours qui suivent ; protéger la plaie
opératoire contre les infections secondaires par un
pansement bien appliqué et ne permettre à nos aides,
qui sont tous malpropres, de n'approcher le malade
que dans certaines conditions.

Le sommeil anesthésique nous permet donc
d'opérer dans de bonnes conditions, les meilleures
certainement que nous puissions souhaiter. Et si des
raisons économiques empêchent actuellement et
doivent empêcher encore longtemps l'emploi du
chloroforme dans la pratique civile de notre méde-

_____

(1 Plus encore que comme médecin.

cine, nous pensons que, dans l'armée et dans les centres d'enseignement, on peut en tirer un grand profit. Grâce à l'anesthésie, il nous sera possible d'aborder hardiment et avec confiance des opérations que l'on redoute actuellement ou auxquelles personne ne pense et qui ne seraient peut-être pas dépourvues de tout intérêt pratique. Si pour des raisons particulières, nous ne nous mettrons jamais à ouvrir des ventres, nous trouverons certainement l'occasion d'élargir, grâce à elle, le cadre de notre chirurgie qui est resté si étroit à côté de celui de la chirurgie de l'homme, qui est devenue si large. Il existe là un contraste qui n'a l'air de frapper personne.

Bien convaincu, donc, que la pratique de l'anesthésie générale peut nous rendre des services, nous lui avons consacré cette longue étude. Par là, non seulement nous avons voulu la tirer de l'oubli dans lequel chacun la tient, mais encore montrer qu'elle est beaucoup moins redoutable qu'on ne le croit. Nos premiers essais remontent à 1891 ; depuis, nous l'avons pratiquée souvent sans jamais avoir eu l'occasion de le regretter. Cette longue série heureuse d'observations nous a donné une très grande confiance et fait que nous usons actuellement du chloroforme sans aucune crainte, encore que nous ne nous départissions jamais d'une extrême prudence.

En exposant de notre mieux les différentes parties de ce travail, nous nous sommes efforcé d'être utile. Je souhaite qu'un peu de cette confiance, acquise par une pratique de dix années, passe dans l'esprit de tous ; ce sera un acheminement de notre chirurgie vers le progrès.

Nous avons divisé cette étude en trois parties.

Dans la première, nous avons retracé l'histoire de l'anesthésie générale par le chloroforme et nous avons ensuite rappelé les propriétés physico-chimiques de ce corps. Puis nous avons examiné quels sont les produits qui peuvent l'altérer, comment on doit le conserver et enfin les essais auxquels on peut le soumettre en pharmacie pour reconnaître ses caractères de pureté.

Dans la deuxième partie, après quelques considérations sur les effets physiologiques du chloroforme et le mécanisme de l'anesthésie, nous avons fait une courte étude de la demi-anesthésie. Nous avons ensuite exposé successivement quelques règles générales sur la chloroformisation, les différents modes d'administration du chloroforme, les procédés auxquels on peut avoir recours et comment on doit exercer la surveillance de son malade pendant le sommeil chirurgical. Enfin, nous avons terminé par l'étude des irrégularités de l'anesthésie, de ses indications et de ses contre-indications.

La troisième partie comprend quelques-unes de nos observations cliniques et les conclusions générales qui nous ont paru découler de ce travail.

ÉTUDE CLINIQUE

DE

L'ANESTHÉSIE DU CHEVAL

PAR LE CHLOROFORME

PREMIÈRE PARTIE

HISTORIQUE

Le chloroforme, qui fut découvert en 1831, n'a été connu comme anesthésique qu'en 1847. Ce fut Flourens, un grand physiologiste français, qui, en expérimentant sur les animaux, découvrit ses propriétés insensibilisatrices, et le proposa, le 8 mars 1847, comme anesthésique dans la pratique des opérations.

Un chirurgien anglais, le Dr Simpson, ne tarda pas à s'inspirer des travaux de Flourens car, peu de temps après, au cours de cette même année 1847, il signalait la haute action stupéfiante du chloroforme sur l'organisme humain. Cette découverte excita l'enthousiasme parmi les gens du monde, car le Dr Dutertre (*Thèse de Paris*, 1882) nous apprend qu'à la fin des repas, on apportait de l'éther et plus tard du chloroforme, pour permettre aux invités de terminer la soirée par quelques expériences sur eux-mêmes (cité par le Dr J. Ducasse, in *Thèse inaugurale de Paris*, 1883).

Cet enthousiasme s'accrut encore quand James Simpson, ayant réussi pendant l'année 1847, à rendre insensible une femme chez laquelle il venait de pratiquer la version, étendit aux accouchements naturels les bienfaits de l'anesthésie chloroformique. L'enfantement sans douleur n'était-il pas, en effet, le rêve pour la femme qui subissait depuis des siècles l'antique anathème de la genèse !

Voici comment s'exprime le savant professeur d'Edimbourg à ce sujet : « Si un médecin se croit obligé de soulager ses malades, quand il le peut, d'une pleurodynie, d'un lombago, d'une dysurie, d'un mal de dents ou de toute autre forme de douleurs, certainement il est aussi de son devoir de soulager aussi, quand il le peut, une femme en travail de souffrances plus cruelles que celles pour lesquelles on a toujours recours à la médecine. A un point de vue moral, ajoute-t-il, le refus de soulager une femme en couche des douleurs de l'enfantement me semble être une pénible et terrible responsabilité pour un homme qui exerce une profession aussi sacrée que celle de la médecine (1) ».

Depuis cette époque et malgré tout le bruit que l'on avait fait autour de l'éther, dont Jackson venait de faire connaitre les propriétés stupéfiantes (2) 1846,

---

1 In *Thèse inaugurale* du Dr J. DUCASSE, 1883, Paris.

(2) On ne sait pas au juste à qui l'on doit attribuer la gloire d'avoir découvert l'anesthésie par l'éther : il parait que cette découverte est due au chimiste JACKSON, qui la fit un peu par hasard. Avec MORTON ils la lancèrent sous le nom de Léthéon et prirent même un brevet d'invention en octobre 1846. Un procès retentissant eut lieu, entre H. WELLS, JACKSON et

le chloroforme occupe le premier rang parmi les anesthésiques généraux ; il est devenu l'anesthésique préféré au moins en France et en Allemagne, sans toutefois détrôner complètement l'éther, auquel on semble revenir depuis quelques années.

A quel moment les vétérinaires ont-ils commencé à l'employer ? Il semble que ce soit dès le commencement même de la découverte de ses propriétés stupéfiantes, car le professeur Rey, de Lyon, publie, en 1849, une observation dans laquelle il montre la possibilité de se servir du chloroforme dans les opérations chez les animaux. Son exemple d'ailleurs ne fut pas suivi, même dans les centres d'enseignement ; la crainte d'un accident retenait tout le monde et c'était à celui qui ne commencerait pas (1).

Il faut arriver tout près de nous pour voir nos cliniques faire des tentatives sérieuses d'anesthésie et encore, n'est-ce pas au chloroforme que l'on a

Morton, qui n'établit pas d'ailleurs exactement les droits de chacun. Quand le procédé fut vulgarisé, on apprit que Parnély avait déjà employé l'éther en 1840 et que, en 1842, un médecin d'Athènes, Crawfort-Long avait, lui aussi, obtenu de bons résultats avec l'éther pour anesthésier ses malades. Mais cet auteur, manquant d'audace, ne continua pas et négligea même de faire connaître sa découverte.

La démonstration de l'anesthésie par l'éther fut faite par Waren, Hayward et Bigelow en Amérique, par Malgaigne (Académie de médecine, 12 janvier 1847) et Velpeau Académie des sciences, 18 janvier 1847) en France.

L'anesthésie par l'éther était donc connue depuis peu de temps quand parurent les travaux de Flourens sur le chloroforme (1847), puis ceux du chirurgien anglais James Simpson, à la fin de la même année.

(1) L'éther, employé comme anesthésique, semble avoir été essayé par les vétérinaires en 1847, car, dès cette année-là, on trouve une observation sur son emploi dans un cas de vertige stomacal.

recours, mais bien à l'éther, dont l'emploi est considéré comme moins dangereux. C'est ainsi qu'à Saumur nous avons vu pratiquer l'éthérisation, pendant notre stage de 1887-88, sous la direction du vétérinaire en premier Dangel. On l'employait surtout, et peut-être même exclusivement, pour l'opération de la cryptorchidie. Ce n'était pas d'ailleurs sans une certaine crainte qu'on la pratiquait et, pour se mettre à l'abri des accidents, on limitait la quantité d'éther dépensée à 1 décilitre. Il arrivait d'ailleurs souvent, pour ne pas dire toujours, que cette dose était insuffisante et l'anesthésie était loin d'être complète. Quelques années plus tard, sous la haute direction d'un de nos vétérinaires principaux des plus instruits et des plus distingués, le vétérinaire principal Jacoulet, l'anesthésie fut employée beaucoup plus couramment, mais presque toujours à l'éther.

Nous-même, nous nous sommes occupé de l'anesthésie clinique dès 1891 ; toutes nos observations se rapportent exclusivement au chloroforme. Le *Recueil des Mémoires et Observations des Vétérinaires de l'armée* donne, en 1892, le compte rendu d'un cas de chloroformisation pratiqué chez le cheval avec le concours du vétérinaire major Poirson, qui était alors notre chef de service.

Enfin, en 1896, Desoubry publiait un travail assez complet sur l'anesthésie des animaux et, à ce sujet, l'auteur a consacré quelques pages dont nous recommandons la lecture sur l'emploi du chloroforme.

Tel est ce court historique. Il montre avec quelle lenteur et avec quelle timidité la chloroformisation est entrée dans notre chirurgie. Ce n'est que de loin en loin qu'on en entend parler, sans que l'on cite aucun cas dans le compte rendu de nos cliniques. On ne l'accepte qu'avec crainte et comme une chose de luxe dont on peut se passer, et par conséquent fantaisiste et à peu près inutile.

En cela, comme en bien d'autres questions médicales ou chirurgicales, nous nous sommes peu inquiétés des progrès qui se faisaient autour de nous et, loin de faire la chasse à la routine, nous nous sommes attardés dans le respect des choses admises par nos devanciers, comme si c'était profaner leur œuvre que de chercher chaque jour à faire mieux.

PROPRIÉTÉS PHYSICO-CHIMIQUES DU CHLOROFORME

Le chloroforme (éther méthylchlorhydrique bichloré, chlorure de méthyle bichloré, formène trichloré)

a pour formule
$$\begin{cases} \text{Équiv.} \quad : C^2HCl^3 = 119,5 \\ \text{F. atom.} : CHCl^3 = 119,5 \end{cases}$$

Il a été découvert simultanément en 1831 par Soubeiran en France et par Liebig en Allemagne ; mais ces deux savants ne déterminèrent pas sa nature qui fut reconnue seulement plus tard, en 1835, par Dumas. Ce chimiste montra, en effet, que cette substance fait partie du groupe de corps dont la composition élémentaire représente l'acide formique ($C^2 HO^3$) dans lequel l'oxygène serait remplacé par autant d'équivalents de chlore. Le nom de chloroforme qu'il lui a donné pour rappeler sa composition, est le seul qui soit adopté en médecine (1).

(1) Sans nous étendre sur les différents modes de préparation du chloroforme, nous dirons simplement qu'on l'obtient

Dans les pharmacies on trouve deux sortes de chloroforme : le *chloroforme rectifié du commerce* que l'on emploie pour les différentes préparations magistrales et le *chloroforme officinal* ou *pur* que l'on réserve exclusivement à l'anesthésie. Ce dernier est préparé avec le chloroforme rectifié du commerce. Bien que cette préparation n'intéresse qu'indirectement le clinicien, la voici telle qu'on la décrit dans la *Pharmacopée française* :

Chloroforme rectifié du commerce   Q.V.

« Agitez le chloroforme avec la moitié de son volume d'eau distillée ; décantez. Ajoutez au chloroforme lavé 1/100 de son poids d'acide sulfurique officinal et laissez en contact pendant quarante-huit heures, en ayant soin d'agiter de temps en temps le mélange ; renouvelez ce traitement tant que l'acide se colore : décantez. Mélangez le chloroforme avec 3 p. 100 de son poids de lessive des savonniers ; laissez en contact pendant vingt-quatre heures en agitant de temps en temps. Ajoutez alors 5 p. 100 d'huile d'œillette, brassez fortement le mélange et distillez au bain-marie.

presque immédiatement pur, en traitant l'hydrate de chloral que l'on prépare depuis longtemps en grande quantité pour les besoins de la médecine, par la lessive de soude à 36°. Le chloroforme se sépare et forme une couche au fond du vase : on le décante, on le lave, puis on le dessèche et on le rectifie au bain-marie.

Dans l'industrie, Pictet a proposé de congeler le produit obtenu en le refroidissant à 70°. Suivant l'auteur, le chloroforme pur est seul solidifié. On l'essore ensuite et, par réchauffement ultérieur, on obtient un liquide qui est du chloroforme d'une pureté rigoureuse et dont la densité atteint 1,51.

« Mettez le produit distillé en contact pendant vingt-quatre heures, avec 5 p. 100 de chlorure de calcium fondu et concassé, en ayant soin d'agiter de temps en temps. Décantez, distillez au bain-marie et ne recueillez que les 8 10 du produit. Le premier et le dernier dixièmes seront mis de côté et serviront pour une opération ultérieure. » (*Pharmacopée française*, deuxième partie, pharmacie chimique, 1884.)

C'est un liquide incolore, très mobile, neutre au tournesol, d'une odeur éthérée suave qui rappelle un peu celle de la pomme reinette. Sa saveur est manifestement sucrée et piquante. Le chloroforme n'est pas spontanément inflammable, il brûle avec peine en donnant une flamme bordée de vert.

Il est complètement volatil et sa densité à $+ 15°$ est de 1, 49 à 1, 50. Il bout à 61° sous la pression normale et se solidifie à $— 70°$ (Pictet).

La densité de sa vapeur est de 4,199 par rapport à l'air. Cette vapeur est également très difficilement inflammable et ce caractère lui constitue une grande supériorité sur l'éther, dont le maniement peut devenir dangereux dans certaines circonstances, la nuit par exemple (1). Un litre d'air saturé de vapeurs de chloroforme à la température de $+ 20°$ contient sensiblement un gramme de chloroforme, ce qui permet de se rendre compte, approximativement, de la quantité de chloroforme absorbé par inhalation.

L'eau dissout fort peu de ce produit, 9 à 10 millièmes environ (Chancel et Parmentier), et il est insoluble dans la glycérine. Il se mélange en grandes

(1) Les vapeurs d'éther forment avec l'air un mélange détonnant ; elles sont très inflammables et l'on doit éviter d'entrer avec une lumière dans les locaux qui en contiennent.

proportions avec l'alcool, l'éther, les huiles grasses. Son pouvoir dissolvant est très étendu et il dissout notamment l'iode, le brome, le camphre, le phosphore, tous les corps gras, nombreuses résines, le copal, le caoutchouc, la gutta-percha et certains alcoloïdes.

PRODUITS QUI PEUVENT ALTÉRER LE CHLOROFORME. — COMMENT ON DOIT LE CONSERVER. — ESSAIS PHARMACEUTIQUES DE CE MÉDICAMENT. — CARACTÈRES DE PURETÉ DU CHLOROFORME ANESTHÉSIQUE.

Le chloroforme rectifié du commerce, celui surtout pour la préparation duquel on s'est servi de l'alcool ou du chlorure de méthyle, peut contenir divers produits étrangers (chloral, aldéhyde chloré, etc...) qui y sont demeurés par suite d'une rectification insuffisante.

Il peut contenir aussi des produits qui résultent de l'influence combinée de la lumière et de l'air et surtout de l'air humide, tels que de l'acide chlorydrique, de l'oxyde de carbone et des produits chlorés qui peuvent être variables. D'après Regnauld et Roux (cités par Prunier in *Médicaments chimiques*, t. II, 1899), cette altération spontanée aurait pour point de départ l'oxydation du produit par suite de la présence de l'oxygène de l'air, aidé de l'action excitatrice de la lumière.

Enfin, une troisième source d'altération peut provenir de ce que l'on a mélangé au chloroforme, dans un but frauduleux, de l'alcool, de l'eau ou de l'éther.

La simple connaissance de ce fait, que l'air et la lumière altèrent le chloroforme, indique que, pour le conserver, on doit le tenir dans un endroit sec, à l'obscurité et dans des flacons pleins et bien bouchés. Dans les officines on emploie des flacons en verre noir ou jaune et cela suffit pour le protéger contre les rayons lumineux ; si, en outre, ces flacons restent pleins, le produit peut se conserver indéfiniment. Il n'en est plus de même quand on a entamé ou simplement débouché le flacon ; alors l'oxydation commence, surtout si l'on n'a pu éviter totalement la lumière, ce qui, en pratique est assez difficile.

Une bonne méthode que nous avons vu employer depuis plus de vingt ans dans les pharmacies, consiste à tenir le chloroforme anesthésique dans une série de petits flacons en verre coloré de 50 à 60 grammes complètement pleins et que l'on bouche dans l'obscurité. De la sorte, sa conservation est assurée pendant des années, puisque toutes les causes d'altération spontanée sont supprimées. Tout flacon entamé est rejeté et le chloroforme qu'il contient, au lieu de servir à l'anesthésie, est utilisé pour la préparation des médicaments magistraux ou officinaux, qui n'exigent pas un produit extrêmement pur.

Depuis quelque temps, les Anglais ont mis dans le commerce, du chloroforme anesthésique d'une pureté rigoureuse qu'ils conservent dans des ampoules de verre fermées au chalumeau. Contrairement à ce que les chimistes sont unanimes à recommander, ces ampoules anglaises sont en verre blanc ; cependant le chloroforme semble bien s'y conserver, car en l'agitant, même fortement, on ne trouble pas sa limpidité. Pour s'en servir on casse l'extrémité effilée avec des ciseaux et on projette le chloroforme goutte à goutte sur les compresses que l'on désire imbiber. Chaque ampoule contient en général 50 grammes de chloroforme. La figure ci-contre en représente un spécimen (fig. 1).

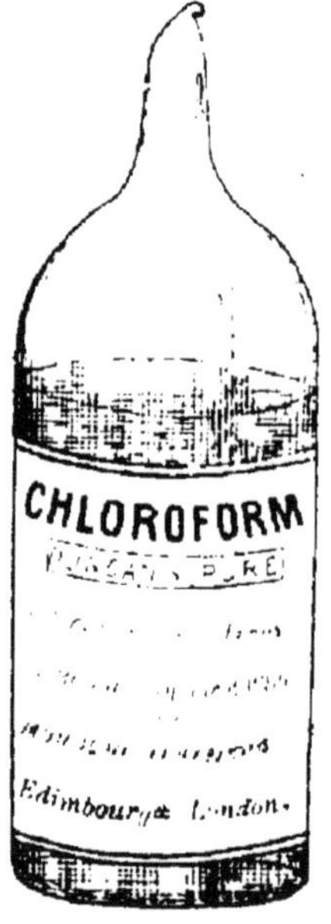

Fig. 1. — Ampoule de chloroforme pur destiné à l'anesthésie, contenant 50 grammes.

Peut-on retarder, si non empêcher l'altération spontanée du chloroforme, dont l'effet peut être si redoutable? — Oui, la pratique a démontré qu'une trace de certaines substances, sans nuire à ses effets anesthésiques, aide à sa conservation. C'est ainsi que, d'après les observations de Rump et surtout de J. Regnauld on sait que des traces d'alcool éthylique, d'éther et même de toluène retardent l'altération du chloroforme pendant un temps presque indéfini; au point qu'un flacon ainsi traité et mis en service ne s'altère pas sensiblement, alors que si le produit avait été pur, il serait devenu dangereux en peu de jours.

D'après Regnauld et Willejean (cités par Prunier) l'alcool méthylique et l'alcool amylique sont loin d'avoir la même valeur préservatrice et, parmi les carbures, le toluène ne saurait être remplacé par la benzine qui est complètement inefficace.

Suivant Allain, le soufre ordinaire aurait une action analogue à celle de l'alcool éthylique et peut-être même lui serait-il supérieur. D'après ses expériences, il suffirait de saturer de soufre le chloroforme officinal par les procédés classiques pour le protéger contre l'altération qu'il subit en présence de la lumière.

La glycérine semble jouir de propriétés du même genre (Prunier).

Enfin, d'après Bœttger (cité par Dorvault), on peut aussi, malgré l'action de la lumière diffuse, conserver indéfiniment le chloroforme pur en présence de quelques fragments de soude caustique. On dit même que ce dernier produit agité avec le chloroforme, déjà attaqué par l'air et la lumière solaire, corrigerait l'altération acide spontanée qu'il a subie sous leur influence.

Ce qu'il faut retenir surtout de tout ceci, c'est que, des traces, quelques millièmes, d'alcool éthylique, loin d'être un inconvénient, ne présentent que des avantages pour la préservation du chloroforme pur (1).

Comme le chloroforme destiné à l'anesthésie doit être extrêmement pur, chaque fois que l'on aura des doutes sur sa qualité (2), on devra l'essayer en vue de rechercher ses différentes impuretées. Elles sont nombreuses, mais il convient de signaler qu'elles n'ont pas toutes les mêmes dangers et que, par conséquent, on ne doit pas les mettre toutes sur le même plan. L'altération par l'alcool est certainement de beaucoup la plus fréquente ; aussi nous étendronsnous sur les différents moyens que l'on a conseillés

(1) PRUNIER. in *Médicaments chimiques*, t. II, 1899.
(2) Et on doit en avoir pour tout chloroforme qui est resté en vidange et exposé à la lumière.

pour la reconnaître. Viennent ensuite l'altération
par l'eau, l'éther, etc..., desquelles nous nous occu-
perons aussi, mais avec beaucoup moins de détails.

A. — Alcool ordinaire ou alcool de vin.

L'alcool dans le chloroforme peut provenir ou bien
d'une rectification incomplète ou bien d'une addi-
tion faite dans un but frauduleux ; on en a trouvé
qui en contenait jusqu'à 50 p. 100. Pour reconnaitre
la présence de l'alcool, il y a plusieurs façons
d'opérer.

1° *Méthode de Soubeyran*. — On met dans un
verre ou une éprouvette un mélange d'eau distillée
et d'acide sulfurique à 66°. Puis, quand le mélange
est refroidi (après refroidissement il pèse 1, 440), on
verse dessus une goutte de chloroforme ; s'il est pur,
cette goutte va au fond du liquide, au contraire elle
reste à sa surface quand on opère avec du chloroforme alcoolisé.

Quand on a l'habitude de cette méthode, on en
obtient des résultats satisfaisants ; cependant elle
présente quelques inconvénients. Ainsi, par exemple,
il arrive quelquefois que du chloroforme pur ne
plonge pas et reste à la surface, il faut alors agiter.
Or, quand on a affaire à du chloroforme alcoolisé,
si l'on agite, l'alcool se sépare et le chloroforme va
au fond comme s'il était pur. Il est bon de ne pas
ignorer ce détail qui peut fausser les résultats.

2° *Méthode de Hardy*. — Elle est basée sur ce que
le potassium et le sodium attaquent à froid le chloroforme alcoolique en donnant un dégagement d'hy-
drogène, de gaz des marais et d'oxyde de carbone,

tandis que ces corps restent indifférents en présence du chloroforme pur.

Cette action est la même quand le chloroforme est mélangé d'éther, d'esprit de bois ou d'aldéhyde ; c'est là, un inconvénient de la méthode.

3° *Méthode de Mialhe*. — C'est elle qui est le plus à la portée de tout le monde par sa simplicité. Elle consiste à verser dans un tube à analyse ou dans une éprouvette contenant de l'eau, quelques gouttes, de chloroforme ; s'il est pur il traverse le liquide en restant transparent, tandis qu'il devient opaque et laiteux quand il est impur.

Des auteurs, cependant, ont prétendu que cette opalescence n'était pas un caractère concluant. Pour Dorvault, par exemple, l'opalescence indiquerait aussi souvent un composé éthéré (non encore déterminé) que de l'alcool anhydre.

Un chimiste étranger, Cattel, l'ayant vue se produire avec du chloroforme qu'il savait exempt d'alcool, a proposé la méthode suivante :

4° *Méthode de Cattel*. — On prend 8 ou 10 grammes de chloroforme dans lequel on met un cristal d'acide chromique ou une petite quantité de bichromate de potasse et d'acide sulfurique, puis on agite : si le chloroforme est alcoolisé il se produit une couleur verte qui est due à de l'oxyde vert de chrome (1).

5° *Méthode quantitative de Blanquinque*. — C'est la méthode de Mialhe appliquée d'une façon un peu spéciale.

____

(1) D'après les recherches de LEPAGE, de Gisors, le procédé de CATTEL serait infidèle parce qu'il a vu la couleur verte se produire avec du chloroforme lavé et rectifié plusieurs fois.

On prend un tube gradué de 1 à 2 centimètres de diamètre et de 20 centimètres de longueur dans lequel on verse 30 gouttes de chloroforme. On note le niveau du liquide puis on ajoute 8 à 10 grammes d'eau distillée et on agite fortement. Après un repos d'une heure ou deux, le chloroforme se rassemble au fond du tube et la quantité dont son niveau a baissé indique la proportion d'alcool qu'il a cédé à l'eau.

Cette méthode n'est pas d'une précision très grande, car le chloroforme est légèrement soluble dans l'eau, mais si faiblement, qu'on peut, à la rigueur, la considérer dans la pratique comme assez exacte ; d'autant plus que des traces d'alcool, comme nous l'avons vu, ne nuisent pas aux effets du chloroforme.

6° *Méthode de Braun.* — Cette méthode permet de reconnaître jusqu'à 1 p. 100 d'alcool. Elle consiste à agiter 2 ou 3 centimètres cubes de chloroforme avec un cristal de fuchsine et la solution devient d'autant plus rouge que le mélange contient plus d'alcool.

7° *Méthode de Léthéby.* — Suivant l'auteur elle serait très sensible. On emploie l'albumine de l'œuf comme réactif ; cette albumine se coagule avec le chloroforme alcoolique et reste liquide quand le chloroforme est pur. Une goutte de liquide suffit pour provoquer la réaction.

8° *Méthode de Soubeyran par l'huile.* — Dans cette méthode on mélange dans un tube à essai de l'huile d'amandes douces avec du chloroforme. Le contenu devient laiteux s'il y a de l'alcool et reste transparent dans le cas contraire. La sensibilité de cette méthode est assez faible car l'état laiteux ne se produit que si le chloroforme contient 5 ou 6 p. 100 d'alcool.

9° *Méthode de Roussin*. — Contrairement à la précédente, celle-ci est d'une extrême sensibilité et permet de déceler un millième d'alcool.

On verse dans un tube ou un flacon bouché à l'émeri quelques grammes de chloroforme avec quelques centigrammes de binitro-sulfure de fer ; on agite et on laisse déposer pendant deux minutes. Si le mélange est exempt d'alcool il reste limpide, tandis qu'il se colore en brun s'il en contient. Cette coloration brune est d'autant plus marquée que l'alcool est en plus grande quantité.

Avant d'opérer il faut s'assurer de la pureté du binitro-sulfure qui doit se dissoudre entièrement dans l'éther. L'alcool et l'esprit de bois le dissolvent également, tandis qu'il reste intact dans le chloroforme pur.

D'après Lepage, de Gisors, le procédé de Soubeyran par l'huile et celui de Roussin sont les seuls qui soient certains.

11° *Méthode de Blachez*. — On prend une pastille sèche de potasse caustique qu'on met dans du chloroforme à essayer, on agite doucement pendant quatre ou cinq minutes, puis on retire la pastille. On mélange ensuite au chloroforme un volume égal d'eau distillée et on décante la partie aqueuse qui surnage à laquelle on ajoute quelques gouttes d'une solution concentrée de sulfate de cuivre. Le liquide décanté reste limpide si le chloroforme est pur, il se forme au contraire un précipité plus ou moins abondant de bioxyde de cuivre hydraté s'il contient de l'alcool (*J. ph.* 1869).

Enfin on reconnaît aussi la présence de l'alcool dans le chloroforme quand il prend feu au contact d'une allumette enflammée, le chloroforme pur n'étant pas inflammable.

B. — Eau.

On reconnaît la présence de l'eau par le sulfate de cuivre anhydre : on verse du chloroforme dans un tube où on a mis du sulfate de cuivre desséché ; il ne reprend pas sa couleur bleue si le chloroforme ne contient pas d'eau.

C. — Ethers.

α. — *Ether hydrochlorique.* — L'éther hydrochlorique est dû à un défaut de soin dans la préparation ou à une altération spontanée. On le décèle en traitant le chloroforme avec de l'eau et en distillant le mélange au bain-marie. Les premières parties qui se dégagent ont une odeur d'éther chlorhydrique très reconnaissable.

β. — *Ether hydrique.* — Il est ajouté au chloroforme par falsification.

On le reconnaît parce que le chloroforme est moins dense, parce qu'il prend feu au contact d'une flamme et par la teinte vineuse ou rouge caramel qu'il prend quand on ajoute de l'iode au chloroforme altéré, le chloroforme pur donnant une coloration violette (Rabourdin cité par Dorvault).

D. — Chlore.

Dorvault, le premier, a indiqué le moyen de découvrir ce corps ainsi que l'acide hydrochlorique dans le chloroforme. Avec un soluté d'azotate d'argent, il se produit un précipité blanc de chlorure d'argent.

Il convient d'ajouter aussi que le chloroforme chloré détruit les couleurs végétales.

E. — Acide hydrochlorique.

Le chloroforme en contient très fréquemment soit qu'il résulte d'un défaut de soin dans la préparation ou de son altération spontanée. Léthéby a eu l'occasion d'examiner du chloroforme venant d'un hôpital de Londres et qui en contenait 53 p. 100.

On le décèle facilement par l'azotate d'argent qui donne un précipité de chlorure d'argent et aussi par le papier bleu de tournesol qu'il fait passer au rouge.

F. — Acide hypochloreux.

Comme pour le précédent, sa présence est due à un défaut de soin dans la préparation du chloroforme ou à son altération spontanée. On le décèle par le même moyen que l'acide hydrochlorique, mais son action sur le papier de tournesol est différente, il le blanchit après l'avoir rougi.

G. — Aldéhydes.

Les aldéhydes étant des alcools déshydrogénés, il fallait s'attendre à en rencontrer dans le chloroforme pour la préparation duquel on emploie de l'alcool. Il s'agit ici de l'aldéhyde ordinaire ou éthylique. Pour le reconnaître on profite de son avidité pour l'oxygène qui est sa propriété saillante et qui lui permet de réduire l'oxyde d'argent hydraté.

H. — **Composés du méthyle**.

Leur présence dans le chloroforme a été signalée par Léthéby, mais on ignore le moyen de les reconnaitre. Ils peuvent cependant être causes d'accidents sur l'économie et provoquer de la céphalalgie et une prostration générale et rapide.

I. — **Huiles hydrocarbonées et matières organiques**.

On les reconnait par de l'acide sulfurique concentré qui est sans action sur le chloroforme pur, tandis qu'il noircit celui qui contient des produits hydro-carbonés et organiques.

J. — **Substances fixes**.

On peut trouver dans le chloroforme toutes les substances fixes qu'il est susceptible de dissoudre· Pour les reconnaitre on le chauffe au bain-marie ; le chloroforme se volatilise en abandonnant comme résidu les matières qu'il contenait (*Revue pharmaceutique*, 1856-1857).

Certains chloroformes provenant du commerce, après avoir été exposés à l'air et à la lumière deviennent acides et émettent des vapeurs blanches irritantes en répandant une odeur de gaz phosgène ou acide chloroxycarbonique. On reconnait cette altération à l'aide de la bilirubine (matière colorante rouge de la bile) qui colore en jaune orangé le chloroforme pur et en vert le chloroforme altéré (Stædeler, *l'n. pharm.* 1867). Un milligramme de bilirubine suffit pour produire la réaction.

K. — **Alcools amylique, butyrique et propylique.**

Ils proviennent des alcools de grains et de marcs qui ont servi à la préparation du chloroforme. C'est J. Hardy qui les a signalés. Quand on verse quelques gouttes de chloroforme pur sur du papier non collé, il s'évapore entièrement en ne laissant après lui aucune odeur. Mais, s'il s'agit d'un chloroforme altéré par l'alcool amylique, l'odeur âcre et nauséabonde qui caractérise ce dernier subsiste après évaporation. On le décèle encore en opérant la rectification du chloroforme, l'alcool amylique reste dans le fond de la cornue où on le reconnait à son odeur particulière.

Nous venons de passer en revue assez longuement les différents essais pharmaceutiques que l'on peut faire subir au chloroforme en vue de reconnaitre sa pureté. D'aucuns trouveront peut-être que nous nous sommes étendu avec trop de complaisance, d'autant plus que l'on a moins de tendance aujourd'hui à incriminer la qualité du chloroforme que la façon dont on l'administre (1). Sans doute, cela peut être vrai dans la pratique civile où tout le chloroforme employé par nos confrères sort de chez le pharmacien ; mais dans l'armée et même dans les grandes administrations où chacun de nous a la direction de sa pharmacie, il est nécessaire de savoir reconnaitre la qualité du chloroforme que l'on reçoit ou qui fait partie

---

(1) D'autant plus aussi que, d'après une déclaration récente de M. Terrien qui le tiendrait d'un chimiste des plus compétents, cette vérification du chloroforme au point de vue de l'anesthésie échapperait entièrement à nos procédés d'investigation. (*Société de chirurgie, séance du 15 janvier 1902.*)

de nos approvisionnements. Les quelques détails que nous venons de donner n'étaient donc pas inutiles ; d'ailleurs, nous nous sommes attaché à ne mentionner que les essais que l'on peut faire facilement dans son service.

Le *Codex* (partie chimique) résume ainsi les caractères de pureté du chloroforme :

« Le *chloroforme pur* ou *chloroforme officinal* a une odeur suave éthérée caractéristique. Versé sur une feuille de papier blanc et abandonné à l'évaporation spontanée, il exhale jusqu'à la fin la même odeur franche et laisse le papier absolument sec et inodore. Sa densité est, à 15°, 1,500 ; il bout à 60°, 8 à la pression normale. Il est neutre au papier de tournesol. Sa limpidité ne doit pas être altérée par un abaissement de température ni par l'agitation avec ou sans le contact de l'eau. Il ne doit pas précipiter à froid une solution faible de nitrate d'argent ni la réduire à chaud ; agité avec son volume d'acide sulfurique officinal il ne doit pas lui communiquer de coloration, même au bout d'un certain temps. Il ne doit pas se colorer à chaud sous l'influence d'une solution de potasse caustique ; il ne doit pas verdir l'acide chromique cristallisé. Il doit enfin rester absolument transparent et incolore au contact d'un cristal de fuchsine ou de binitro-sulfure de fer. »

DEUXIÈME PARTIE

CONSIDÉRATIONS SUR LES EFFETS PHYSIOLOGIQUES DU CHLOROFORME ET MÉCANISME DE L'ANESTHÉSIE.

Pour bien suivre la série des phénomènes qui se passent dans une anesthésie régulière, il faut d'abord connaître l'évolution physiologique des diverses phases qui accompagnent l'absorption du chloroforme dans l'organisme. Cette absorption est si facile qu'elle peut avoir lieu par toutes les voies, aussi bien par la peau que par les muqueuses; mais c'est à la muqueuse bronchique que l'on s'adresse toujours quand on veut produire la narcose.

L'organisme absorbe du chloroforme jusqu'à ce que la tension de sa vapeur soit égale dans le sang, à la tension de l'atmosphère offerte au malade. Il en résulte que la quantité qui pénètre dans la circulation, varie suivant la richesse en chloroforme de l'air respiré. Une fois que l'équilibre s'est établi, les tissus n'empruntent plus rien à l'atmosphère anesthésiante qui ne se détitre plus, parce que, ainsi que Paul Bert l'a dit le premier, l'action des gaz et des vapeurs sur l'être vivant est réglée par leur tension partielle.

Ce sont les éléments nerveux qui sont les premiers atteints. Le chloroforme est pour eux, comme tous les anesthésiques, un poison très actif, mais un poison à l'égard duquel existent des différences individuelles de susceptibilité considérables. Le cerveau est d'abord atteint dans ses actes de perception individuelle et de conscience, ce qui explique cette sorte d'ivresse du début et l'apparition du sommeil qui lui fait suite.

Puis c'est la moelle qui est frappée comme organe conducteur centripète ou sensitif d'abord et ensuite comme organe centrifuge ou moteur.

Jusque-là, les grandes fonctions respiratoire et circulatoire sont restées intactes et ce n'est que lorsque le bulbe est atteint, qu'à leur tour, elles sont menacées.

C'est donc par le cerveau que le chloroforme commence à agir, par la moelle que son action se continue et par le bulbe qu'elle se termine. En frappant ce dernier, cet *ultimum moriens*, comme l'a appelé Charcot, il frappe l'organisme dans ses fonctions indispensables à la vie et le place dans ces moments suprêmes qui aboutissent à la mort.

C'est dans cet ordre que l'on devra suivre sur le patient, les effets de l'absorption du chloroforme. Ces phénomènes sont si tranchés qu'on peut les diviser cliniquement en trois périodes :

1° une période cérébrale ;

2° une période médullaire ;

3° une période bulbaire.

A. — Période cérébrale ou 1re période.

Elle comprend une phase d'excitation et une phase de sommeil sans disparition de la sensibilité.

α) *Phase d'excitation*. — Elle se produit dès les premières inhalations, que l'on donne le chloroforme à dose massive ou par petites doses, dans ce dernier cas elle est ordinairement plus faible. F. Gross, de Nancy, la désigne sous le nom de « Phénomènes du début de la chloroformisation ». Elle est due à l'action irritante des vapeurs de chloroforme sur l'appareil respiratoire. Dans cette phase, dite d'excitation initiale, on remarque, quelquefois de la toux ; mais ce qui est le plus constant, c'est une angoisse très pénible comme si le malade allait asphyxier. Aussi le voit-on essayer de se soustraire aux inhalations en baissant fortement la tête, au point que, si l'aide qui la tient n'est pas assez fort, le bout du nez tend à venir toucher le poitrail.

Puis, quelques secondes après, le sujet pousse, presque toujours, des hennissements bruyants et sonores qu'il répète avec fréquence. Ceux-ci marquent une excitation secondaire qui dépend de l'action de l'anesthésique sur les hémisphères cérébraux et le cervelet. C'est une sorte de délire pendant lequel la sensibilité est exaltée et qui, le plus souvent, paraît gai, à en juger par l'attitude fière que le malade donne à sa tête en même temps que par le timbre de ses hennissements. Ce délire, cette ivresse chloroformiques sont parfois très violents et on assiste alors à des défenses brutales que l'on remarque surtout chez les individus nerveux. Chez eux on remarque encore quelquefois des contractions du thorax et du cou qui peuvent faire craindre une suffocation ou des accidents internes, tels que des déchirures par exemple. En même temps la respiration est irrégulière, ordinairement accélérée, et des troubles analogues se remarquent sur le pouls qui lui aussi devient rapide et irrégulier. Les muqueuses sont rouges et la pupille, qui peut rester dilatée, passe, le plus souvent, par des alternatives de dilatation et de resserrement. On signale chez l'homme, pendant cette phase d'excitation secondaire, parfois un resserrement spasmodique de la glotte; de nombreux auteurs admettent aussi que la langue peut se rétracter en arrière, venir boucher l'orifice glottique et amener la mort. Nous n'avons pas encore eu l'occasion, chez le cheval, de faire cette remarque. Mais, comme dans la pratique il faut toujours chercher à éviter les accidents et qu'en résumé, celui-ci est très possible, nous considérons comme une bonne précaution, de tenir la langue hors de la bouche dès les premières inhalations. Quand l'agitation cesse, on la saisit à pleine main et on la tient hors de sa cavité jusqu'à ce que le sommeil arrive. A ce moment on peut l'abandonner et la laisser retomber sur le bord du maxillaire inférieur, par-dessus la barre, sauf, de temps en temps, à la remettre dans cette position si par son poids elle avait repris sa place dans la bouche.

Voilà ce qui se passe habituellement. Mais il est des cas où cette période cérébrale reste presque inaperçue, c'est lorsque l'on a affaire à un sujet fortement déprimé par la maladie ou affaibli par une hémorragie abondante.

Il en est de même des chevaux bien portants auxquels on a fait, vingt minutes environ avant de les endormir, une piqûre d'atropo-morphine en vue d'atténuer ou de supprimer même les effets initiaux du chloroforme (atténuation de l'excitabilité centrale par la morphine, atténuation de l'activité des nerfs d'arrêt du cœur ou suppression de l'activité cardio-modératrice du pneumo-gastrique par l'atropine). Enfin il est à notre connaissance une autre circonstance dans laquelle cette phase d'excitation disparaît en partie ou en totalité, c'est lorsque le cerveau, après avoir été frappé de commotion, ne conserve que des fonctions troublées par suite de la présence de lésions persistantes. Nous en avons vu un cas le 17 décembre 1894, chez un cheval qui avait fait une chute sur la tête. Dans les notes recueillies à ce sujet, nous trouvons ce qui suit : « Ce qui frappe dans cette observation, c'est l'absence complète de la période d'excitation, elle a été à peine ébauchée par un seul hennissement qui a été poussé huit minutes après le début, dès les premières inhalations. L'assoupissement a commencé dès la onzième minute. Ce que montre encore cette observation, c'est que le cerveau joue un rôle principal dans la première période qui est toute de réaction ; supprimons sa fonction comme le cas s'est présenté ici par suite de maladie et l'excitation du début sera atténuée et même détruite ».

β) *Phase de sommeil.* — Peu à peu l'agitation cesse, les hennissements deviennent moins nombreux, moins sonores, plus courts ; ils s'éteignent pour ainsi dire comme si le malade était las de crier et envahi par de l'épuisement et de la fatigue. Le sujet s'assoupit, la respiration est plus faible, l'artère est moins tendue mais la sensibilité subsiste encore et la pupille reste dilatée. Les muscles, loin d'être inertes, sont comme contracturés et les membres résistent aux mouvements communiqués ; la flexion du jarret est difficile à faire.

B. — Période médullaire ou 2ᵉ période ou période d'anesthésie chirurgicale.

Cette période que Chassaignac a désignée encore sous le nom de période de tolérance anesthésique, présente également deux phases, l'une marquée par la disparition de la sensibilité, l'autre par l'abolition de la motilité.

Au cours de cette période tous les phénomènes précédents se calment, le pouls devient lent plus ou moins mou et se déprime quelquefois ; du côté de la respiration, le rythme se ralentit et se régularise, elle devient large et parfois, quand la résolution est complète, stertoreuse et ronflante. Puis la pupille qui était dilatée et mobile, se resserre peu à peu pour se fixer dans le myosis quand le sommeil est complet. En même temps la conjonctive ne réagit plus aux excitations mécaniques et les contractions réflexes des paupières (réflexe palpébral) sont nulles ce qui prouve que la sensibilité est complètement abolie. Enfin tous les muscles tombent en résolution et parmi eux, le masséter est celui qui se relâche le dernier.

A tous ces signes, on reconnaît le moment d'agir ; c'est la période opératoire.

Il survient sur certains malades, un peu avant le sommeil utilisable, quand la résolution va se produire, un tremblement, le plus souvent partiel, qui rappelle assez bien celui du frisson, quand les chevaux sont exposés au froid ou quand ils viennent de de boire frais. Les muscles qui ont présenté le plus souvent ces frissonnements, ces contractions fibrillaires, sont : le gros extenseur de l'avant-bras, le fascia lata et les muscles fessiers. Nous avons remarqué aussi que, à peu près au même moment, se produisait du nystagmus. Mais il ne faudrait pas rechercher ces phénomènes sur tous les malades, car ils ne sont pas constants.

En opérant avec la prudence nécessaire, le sommeil peut être entretenu, sans danger, pendant une heure et plus. Nous n'avons jamais eu l'idée de chercher à nous rendre compte de la quantité moyenne de chloroforme qu'il faut dépenser pour arriver à cette phase d'anesthésie utilisable. Cela, d'ailleurs, a-t-il un grand intérêt pratique? Nous ne le pensons pas, car cette quantité varie chaque fois à cause du tempérament, de la vigueur normale du sujet et de sa résistance au chloroforme. Un individu très faible, anémié, épuisé par une longue maladie, s'endort plus vite et plus facilement qu'un sujet robuste et sain.

On s'est livré chez l'homme à des recherches nombreuses afin de déterminer la quantité de chloroforme qu'il convient d'administrer pour amener le sommeil et éviter les accidents ; mais elles n'ont abouti à aucun résultat pratique, et, comme auparavant, on est loin d'être fixé sur ce point. Elles ont confirmé simplement ce que, *a priori*, il était logique de penser, à savoir que cette quantité était très variable suivant les individus.

Chez le cheval l'expérimentation ne donnerait pas un résultat meilleur et, comme pour l'homme, cette dose nous paraît indéterminable. Pour éviter les accidents, il sera prudent d'opérer toujours comme si le sujet était très susceptible à l'action de l'agent anesthésique.

Tout ce que nous pouvons dire quant à la quantité de chloroforme dépensé, c'est que pour entretenir un sommeil de vingt à trente minutes, il faut compter, pour un cheval ordinaire une quantité moyenne de 250 à 300 grammes de chloroforme, y compris le déchet qui est assez considérable. On peut l'estimer à 1/6 environ et peut-être un peu plus. Ce déchet est bien diminué quand on se sert de notre masque.

Il n'est pas inutile de savoir que, d'après Gréhant et Quinquand, un gramme de chloroforme par litre de sang (soit 5 grammes pour l'homme, environ 30 gr. 50 pour un cheval de 400 kilogrammes) produirait une anesthésie complète ; et que, 1 gr. 25 par litre serait susceptible de donner la mort.

En résumé, en suivant bien ce qui se passe dans une anesthésie régulière, on doit reconnaître successivement : 1° *une phase d'excitation cérébrale* ou *période ébrieuse*; 2° *une phase de sommeil sans anesthésie complète* et 3° *une phase d'anesthésie et de résolution musculaire.*

Nous savons que la première peut être, dans certains cas, plus ou moins avortée, souvent même abolie, comme on le voit chez les malades cachectiques, chez ceux que l'on a préalablement soumis à l'atropo-morphine, chez ceux aussi qui présentent des lésions de commotion cérébrale. Il est bon de retenir ce fait, car on devine le danger que courrait un malade, si l'aide chargé de l'endormir ne voyant pas apparaître la phase d'excitation cérébrale, continuait à donner du chloroforme sans diminuer le débit en espérant toujours qu'elle va se produire. Cela peut d'autant mieux avoir lieu, que tous les signes objectifs de l'anesthésie proprement dite se produisent en silence et qu'il faut les rechercher un à un pour les remarquer.

C. — Période bulbaire ou 3ᵉ période ou période d'anesthésie organique ou de collapsus.

Dès que la période de tolérance anesthésique est atteinte, on doit suspendre l'emploi du chloroforme puis, quelques instants après, le reprendre et régler le débit de telle sorte que le malade reste dans un état de narcose à peu près stationnaire. En deçà c'est le réveil, au delà c'est la mort : *hoc opus, hic labor est*, c'est là qu'est l'embarras et toute la difficulté.

Existe-t-il dans la pratique un moyen de fixer, pour ainsi dire mécaniquement et à l'avance pour chaque malade cette dose biologique? Non. C'est par un doigté spécial, c'est par tâtonnement, c'est par une observation de tous les signes anesthésiques que nous venons de voir que l'on arrive à ne pas franchir la zone dangereuse. Si, par accident, on l'atteint, voici les signes qui la feront reconnaître : la respiration se ralentit et devient bientôt intermittente; en outre, il se produit souvent une sorte de râle trachéal, le cœur faiblit, le pouls devient très lent, filiforme et l'artère est molle : enfin, la *pupille se dilate brusquement*. Quand ces phénomènes se présentent, la mort est proche si l'on n'intervient pas immédiatement en éloignant complètement le chloroforme et en donnant de l'air au malade.

Quand l'intoxication est déjà tellement avancée qu'elle est devenue irrémédiable, la mort se produit par paralysie de la respiration et du cœur.

2.

DEMI-ANESTHÉSIE OU CHLOROFORME
« A LA REINE ».

Quand on a pratiqué un assez grand nombre
d'anesthésies par le chloroforme, on peut se rendre
compte qu'il est possible de l'employer non seulement à dose chirurgicale, c'est-à-dire de manière à
obtenir une anesthésie totale avec une résolution
musculaire complète, mais encore à dose moins
forte quoique suffisante pour plonger le malade
dans une demi-anesthésie.

Dans cet état que l'on pourrait appeler hypoesthésique et qui réside entre l'excitabilité et la résolution,
le malade, s'il n'est pas complètement insensible,
devient indifférent à la douleur, à tel point que la
la souffrance paraît très atténuée et même supprimée.
La motilité ne semble pas troublée, mais malgré
cela le patient reste calme et ne se défend pas, ce
qui, au cours d'une opération, est très appréciable
surtout dans les cas de nervosisme extrême.

Des faits du même genre ont été observés chez
l'homme et, depuis longtemps, un grand nombre de
médecins estiment que le chloroforme donné à
faible dose détruit la sensibilité à la douleur sans
abolir ni la sensation du toucher, ni l'intelligence ;
la conscience resterait donc intacte. Le Dr Budin qui
s'est occupé de la question, admet l'action analgé-
sique du chloroforme tout en constatant qu'il peut y
avoir de grandes différences suivant les sujets. Il cite
(in *Bull. médical* 1889) le cas d'un médecin qui,
atteint d'une fissure à l'anus très douloureuse, par-
venait cependant à aller à la selle sans souffrance en

respirant quelques bouffées de chloroforme. Lui-même a remarqué que lorsqu'il avait respiré quelques vapeurs de cet anesthésique, il supportait, sans en éprouver de la douleur, un sinapisme jusqu'à rubéfaction. Hervez de Chégoin (cité par Manquat) affirme, de son côté, ne pas avoir éprouvé de douleur à l'incision d'un anthrax de la nuque parce qu'il était sous l'influence d'une petite quantité de chloroforme.

Les premières notions sur la dualité d'action du chloroforme suivant la dose administrée, nous viennent d'Angleterre où Simpson l'appliqua dès le début de la connaissance de l'anesthésie, à la pratique des accouchements. Murphy et Rigby observèrent les mêmes faits.

Cette méthode eut d'abord de nombreux adversaires dans le pays même où elle était née, mais cela n'empêcha pas le médecin de la reine Victoria d'y recourir lors de deux accouchements de Sa Majesté en 1853 et 1857. Aussi, depuis, la demi-anesthésie, l'anesthésie obstétricale ou chloroforme « à la reine », comme on la désigne encore à cause de cette circonstance déjà lointaine, fut définitivement admise en Angleterre.

De là, elle passa en Amérique où elle rallia des partisans nombreux, puis en Europe. Mais ce ne fut qu'avec peine qu'on l'accepta en France, malgré un exposé brillant qu'en fit le Dr Houzelot, de Meaux, en 1854. Les professeurs Depaul et Pajot comptent parmi ses adversaires les plus résolus et pour ce dernier surtout, la prétendue demi-anesthésie ou chloroforme à la reine « n'a rien de sérieux ni de scientifique ».

Mais, à ces opinions aussi formelles on peut opposer celles de Dumontpallier, Lucas-Championnière, Bailly, Legroux, Fochier, de Lyon, Auvard, Champetier, Budin, etc., etc., qui sont tous partisans de l'analgésie sans anesthésie.

Le Dr Campbell en 1874 soutint (*Bulletin général de thérapeutique*) la théorie de la demi-anesthésie en fournissant de nombreuses observations à l'appui. En 1877, le même auteur envoya au Congrès des sciences médicales de Genève un volumineux mémoire « sur l'anesthésie obstétricale » dans lequel, non seulement il affirmait que la demi-anesthésie était réelle, mais encore où il donnait l'explication des phénomènes qu'il avait observés. Il affirmait que la sensibilité disparaissait la première, puis l'intelligence et enfin la motilité. Allant plus loin dans l'analyse des phénomènes, il disait que, parmi les différents modes de sensibilité c'était la sensibilité à la douleur qui disparaissait d'abord, puis la sensibilité à la température et enfin la sensibilité au contact. Il reconnaissait, il est vrai, qu'il n'était pas toujours facile d'atteindre cette limite délicate et qu'on ne pouvait pas toujours, comme on le voudrait, abolir la sensibilité sans influencer l'intelligence.

Le Dr Piachaud, de Genève, qui fut chargé de faire un rapport sur ce mémoire, accepta les conclusions de l'auteur. De son côté le professeur Courty, de Montpellier, prit la parole et défendit aussi la théorie de la demi-anesthésie.

Malgré les quelques oppositions que l'on rencontre encore, la dualité d'action du chloroforme suivant la dose administrée est, selon nous, indubitable. Il se produit certainement avant l'anesthésie complète avec résolution, une analgésie marquée qui peut varier avec les sujets, mais qui est bien réelle. Cette hypoesthésie est un phénomène très heureux et très remarquable dont nous pouvons tirer un grand profit dans la pratique journalière de notre chirurgie. Comme elle fait courir beaucoup moins de dangers au malade et qu'elle ne nécessite pas une surveillance bien soutenue, un opérateur seul dans un service peut parfaitement y recourir dans bien des circonstances, où pour des raisons diverses, il n'oserait ou ne voudrait aborder l'anesthésie chirurgicale complète pour laquelle, d'ailleurs, il faut une plus grande quantité de chloroforme.

QUELQUES RÈGLES GÉNÉRALES SUR LA CHLOROFORMISATION

Avant de donner le chloroforme, avant même de faire aucun préparatif, on doit avoir le consentement du propriétaire du malade, auquel il ne faut pas laisser ignorer que, quelquefois, l'anesthésie a des conséquences graves. Il faudrait cependant se garder de lui faire un tableau trop sombre de la chloroformisation, car, outre que ce serait exagérer ses dangers, on irait, de plus, au-devant d'un refus. Si, pour des raisons quelconques on croit devoir user de prudence avec certains propriétaires, il faut se ménager un témoignage verbal ou écrit de son consentement, afin de se trouver à l'abri de toute critique dans le cas où, par suite d'une susceptibilité particulière du malade à l'égard du chloroforme, il se produirait un accident.

A moins d'urgence absolue, nous conseillons de ne jamais entreprendre une grande opération sans avoir l'assistance de deux confrères, l'un pour donner le chloroforme, l'autre pour servir d'aide au cours de l'opération.

Il serait imprudent, de tenter d'anesthésier un cheval avant de l'avoir couché. De même, il convient que le cheval soit à jeun, bien qu'il me soit arrivé souvent de donner du chloroforme sans inconvénient à des sujets qui venaient de faire un repas, même copieux. L'avantage que nous trouvons à endormir un sujet à jeun c'est que la respiration est plus libre, se fait beaucoup mieux ; puis on n'a pas la crainte de voir la digestion être troublée par l'effet d'une intervention chirurgicale plus ou moins longue.

L'aide chargé du chloroforme assume une lourde tâche. Il n'est pas rare, dans les cliniques chirurgicales, à l'étranger surtout, de voir l'anesthésie être confiée à un confrère que l'expérience a rendu maître dans l'art d'endormir. En France, on est moins rigoureux, et nous avons vu souvent, dans une clinique fort en renom, la chloroformisation être confiée à une religieuse infirmière qui s'en acquittait d'ailleurs fort bien. Dans notre service régimentaire, comme nous sommes seul, il nous est arrivé, une fois que le sommeil était obtenu, de faire continuer l'anesthésie par une personne étrangère. Un brigadier intelligent qui a assisté à quelques anesthésies, peut fort bien devenir un aide suffisant, mais sous la surveillance constante du chirurgien qui reste responsable dans tous les cas. A aucun moment celui-ci ne doit perdre de vue la respiration de son malade.

Il faut donner le chloroforme en plein air ou dans une pièce assez grande et facile à aérer et à ventiler librement. On devra s'assurer, avant les premières inhalations, qu'aucun lien constricteur, sous-gorge, etc., ne vient gêner ni la respiration, ni la circulation. Dans le même but, on empêchera les aides de s'appuyer sur le thorax, l'encolure ou la région parotidienne.

Dans ces occasions, les curieux sont toujours gênants, leur bavardage peut être la cause d'une distraction regrettable et dont les conséquences peuvent être graves. S'ils sont nombreux, ils ont, en outre, l'inconvénient de former autour du malade un cercle impénétrable à l'air, ce qui peut gêner beaucoup, si, à un moment donné, on est aux prises avec quelques complications ou accidents de l'anesthésie.

Chacun de ces détails a son importance.

Procurez-vous ensuite du chloroforme en quantité surabondante (au moins 300 grammes); qu'il soit pur : la marque Adrian est très bonne et nous en dirons autant du chloroforme anglais que le commerce met en vente actuellement dans des ampoules d'une contenance moyenne de 50 grammes. Toutefois, nous avons souvent employé du chloroforme délivré par les hôpitaux militaires, sans jamais avoir eu de mécomptes.

L'aide qui donne le chloroforme doit le donner sans appréhension et jusqu'à résolution complète, tout en cherchant à n'en donner que le moins possible. La résolution est obtenue lorsque les membres soulevés retombent inertes par leur propre poids. A ce sujet on doit attacher de l'importance au ronflement que le patient fait entendre souvent à un moment donné ; il est la preuve d'une inertie des muscles du voile du palais et d'une résolution complète.

Il faut prendre l'habitude de ne jamais commencer l'opération avant que le sommeil ne soit complet. Cet état est caractérisé non seulement par l'insensibilité de la peau et la résolution musculaire, mais encore par le rétrécissement total de la pupille et la disparition du réflexe oculaire.

Il n'y a d'exception à cette règle que lorsque le chirurgien ne désire obtenir qu'une demi-anesthésie, auquel cas on commence à opérer dès que la période d'excitation ou période ébrieuse est franchie. Comme on a pu le voir dans le chapitre qui précède, le malade est à ce moment-là dans un état d'hypoesthésie qui le rend presque insensible à la douleur.

L'opération terminée, on ne doit enlever les entraves et faire relever le cheval que lorsqu'il est revenu complètement à lui. Il reste, en effet, après le réveil, une véritable ivresse chloroformique qui subsiste pendant quelques minutes et empêche le malade de se tenir debout. Quand on n'a pas le soin de prendre cette précaution, on risque beaucoup de voir le résultat de l'opération fortement compromis à cause des chutes que le cheval fait en voulant se relever. Lorsque le réveil est trop lent, quelques aspersions froides sur la tête, le bout du nez, les joues; des excitations à haute voix contribueront à sortir le malade de sa torpeur. Dans le même but, on promènera sous le nez du patient un flacon d'ammoniaque ou d'acide acétique et mieux une compresse imprégnée de l'une de ces substances.

J'ai l'habitude, immédiatement après, de donner au cheval un gargarisme simple et de lui laisser boire même quelques gorgées d'eau pour combattre la sécheresse de la bouche qui est souvent considérable, surtout si l'anesthésie a été entretenue longtemps.

Comme régime, le jour de l'opération, vous pouvez donner quelques infusions excitantes (thé, café); entretenez la liberté du ventre par quelques barbotages et une demi-diète. Le lendemain donnez à votre malade le régime qui convient à son état.

MODES D'ADMINISTRATION DU CHLOROFORME

On peut donner le chloroforme de deux façons différentes : à doses massives ou à doses faibles et progressivement croissantes jusqu'à l'apparition de la narcose.

1° *La chloroformisation par la méthode des doses massives*, consiste à suspendre, dès les premières inhalations, l'entrée de l'air dans les poumons en faisant respirer le malade dans une atmosphère ne contenant presque que des vapeurs chloroformiques. On assomme pour ainsi dire le sujet dès le début de l'opération, en lui donnant, sans intermittence, une très forte dose de chloroforme.

C'est un procédé qui n'est pas à recommander, surtout à un débutant, car il expose très certainement à des réflexes dangereux. Par suite, il doit provoquer assez fréquemment des cas de mort apparente, dont on n'est pas toujours certain de faire revenir son malade. Ne serait-ce d'ailleurs que pour éviter le trouble et le désarroi dans lequel un accident de l'anesthésie jette le chirurgien et ses aides, il faut éviter de l'employer.

2° La chloroformisation par la méthode des doses faibles continues et progressivement croissantes jusqu'au moment du sommeil, est encore connue sous le nom du *procédé dosimétrique*. Cette façon de donner le chloroforme a été conseillée chez l'homme par Peyraud, de Libourne, en 1883, et a été bien décrite en 1890 (*Gazette des Hôpitaux*) par Baudoin. Elle consiste, après avoir jeté sur la compresse 20 à 30 gouttes de chloroforme, à ne pas obstruer entièrement les narines pendant les premières inspirations, afin de ne pas surprendre les muqueuses d'une façon trop brusque et de ne pas provoquer de la toux. Nous nous étendrons sur cette méthode parce qu'elle est préférable à la précédente et qu'elle ne provoque qu'exceptionnellement des accidents. C'est pour la rendre plus facilement applicable à nos malades, que nous avons fait construire un masque, dont la description sera faite plus loin.

On verse avec un flacon compte-gouttes, dont nous représentons un modèle commode dans la figure 2 (1), 30 ou 40 gouttes de chloroforme sur chaque compresse de notre appareil que l'on applique ensuite à l'orifice des narines, à 1 ou 2 centimètres de distance. Au bout de quelques secondes, dix à quinze, quand la plus grande partie du chloroforme est évaporée, on recharge les compresses puis, brusquement, le plus vite possible pour ne pas donner au malade le temps de respirer de l'air pur, on réapplique rapidement le masque de la même façon qu'au début.

Au fur et à mesure que le malade supporte mieux

(1) Le flacon des parfumeurs avec son bouchon compte-gouttes convient aussi parfaitement.

les premières doses, qu'il s'habitue à l'odeur et à
l'impression du chloroforme, on charge davantage
les compresses que l'on rapproche encore un peu
plus, en laissant toutefois quelques millimètres
d'intervalle pour que, toujours, une certaine quantité
d'air se trouve mélangée aux vapeurs de chloroforme
que le malade respire. C'est là, en effet, une condition indispensable si l'on veut se mettre, autant que

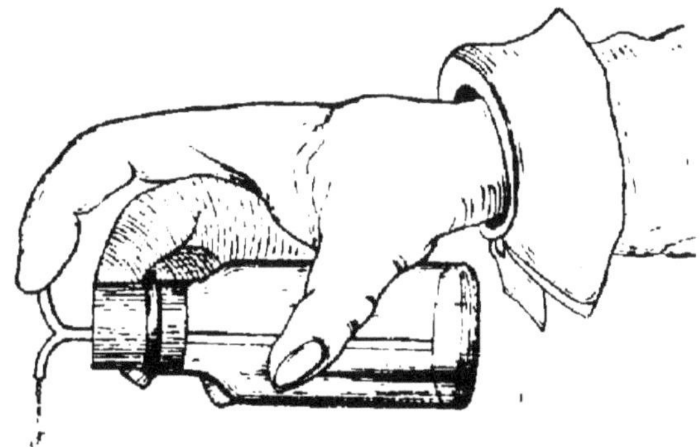

Fig. 2. — Flacon compte-gouttes pour verser le chloroforme.

possible, à l'abri des accidents. Cette quantité d'air
doit diminuer au fur et à mesure que l'on s'éloigne
du début de l'opération et que l'on se rapproche
du sommeil sans jamais, toutefois, devenir nulle.

Quand le sommeil est obtenu, on l'entretient par
de faibles doses de chloroforme ; on éloigne même
l'appareil si cela semble nécessaire, pour le rapprocher
à la moindre trace de mouvement.

En opérant ainsi, on diminue beaucoup l'angoisse
des premiers moments, on atténue la période d'excitation parce qu'on supprime les sensations pénibles
sur les muqueuses et on évite les réflexes causes
d'accidents.

Que l'on administre le chloroforme par la méthode des doses faibles ou par la méthode des doses massives, il se produit souvent, surtout dans cette dernière, tout à fait au début, une véritable exaltation, des mouvements violents, brusques, désordonnés, une sorte d'ivresse bruyante que caractérisent des hennissements d'autant plus sonores et d'autant plus nombreux que le malade est plus robuste. Tout cela effraie un peu l'entourage, on croit à une asphyxie imminente, mais il n'en est rien ; acceptez avec calme tous ces phénomènes et mettez hardiment un terme à cette scène tapageuse en imbibant avec abondance les compresses de chloroforme et en rapprochant le masque.

De même il arrive quelquefois que des sujets retiennent leur respiration ; d'autres, au contraire, font une série d'inspirations précipitées. Quoiqu'il nous soit arrivé assez souvent de ne pas tenir compte de ces phénomènes et de continuer l'anesthésie, nous pensons qu'il vaut mieux éloigner les compresses et attendre quelques secondes que la respiration soit redevenue normale. On opérera de la même manière s'il survient du spasme, de la gêne respiratoire, de la turgescence des vaisseaux superficiels de la tête (muqueuses de la bouche et des paupières, jugulaires, carotides), sauf à reprendre l'anesthésie dès que la normalité des fonctions est rétablie.

D'une façon générale, les inquiétudes ne doivent naitre que lorsque la respiration et la circulation sont troublées. Dans ce cas tâchez de faire une analyse exacte de ce qui se passe, éloignez le chloroforme s'il le faut, pour vous donner le temps de tout voir et d'éviter une catastrophe.

Comment devons-nous faire absorber les vapeurs de chloroforme; en d'autres termes, quels sont les procédés d'anesthésie que nous pouvons employer chez le cheval ? Nous avons plusieurs moyens qui sont :

1° Le procédé de la compresse ;

2° Le procédé de la cuvette ;

3° Le procédé du cornet ;

4° Le procédé du masque.

α) *Le procédé de la compresse* est le plus simple de tous; c'est celui-là qui a été introduit dans la pratique chez l'homme, par Simpson. Il consiste en une compresse repliée à plat en plusieurs doubles que l'on maintient à une très faible distance des orifices du nez; au préalable on l'imbibe de liquide anesthésique en projetant sur une de ses faces, à l'aide d'un flacon compte-gouttes, quelques grammes de chloroforme. La compresse ainsi préparée est tenue avec les deux mains aussi près que possible des narines, sans toutefois lui laisser toucher la peau à aucun point (1).

Ce procédé a un grave inconvénient, il immobilise en permanence les deux mains, de telle sorte que, l'aide ne peut surveiller ni le pouls ni l'œil. De plus comme dans les opérations, nos malades sont presque toujours couchés sur le côté, la tête reposant sur l'une de ses faces, il est difficile de placer la compresse en bonne position et de l'y maintenir. Ce procédé n'est donc applicable, en supposant que l'on veuille faire le sacrifice de sa deuxième main, ce que nous ne conseillons pas, que

(1) L'action du chloroforme sur la peau, surtout sur la peau fine et souple du bout du nez et des lèvres est irritante : on la protège en la recouvrant d'une légère couche de vaseline.

lorsque l'on opère sur la face inférieure du tronc parce qu'alors, le malade est couché sur le dos.

β) *Le procédé de la cuvette* est bien plus pratique, c'est celui que nous avons employé dès 1891, lors de nos premières anesthésies. Il consiste à maintenir sous le bout du nez du patient, une cuvette d'une contenance de 2 litres environ et dans laquelle on a mis une éponge du volume du poing que l'on a arrosée de chloroforme; on met celui-ci par 5 à 10 grammes à la fois.

Pour empêcher une trop grande déperdition d'anesthésique, on recouvre l'extrémité inférieure de la tête d'une serviette un peu épaisse qui, en outre, protège l'aide et ses voisins d'émanations qui pourraient devenir fort gênantes à un moment donné.

Par ce procédé, l'anesthésie marche très vite, quelquefois même beaucoup trop vite, ce qui peut devenir un danger à cause des accidents réflexes (syncopes) qui peuvent se produire. Quand ils sont à craindre, on arrête le débit en éloignant la cuvette pendant quelques instants.

γ) *Procédé du cornet.* — Dans cette façon d'opérer, on met une petite éponge au fond d'un cornet en papier fort ou en carton. Cette éponge, qui est du volume d'un œuf est maintenue en place à l'aide d'un fil qui la traverse et que l'on vient nouer à l'extérieur. Le cornet doit avoir de 35 à 45 centimètres de longueur sur 25 centimètres de diamètre du côté de l'ouverture.

Quand on veut pratiquer l'anesthésie, on verse quelques grammes de chloroforme sur l'éponge et l'on retourne le cornet sur les orifices du nez. Il faut faire attention de ne pas coiffer trop hermétiquement ces orifices afin de ne pas s'exposer à produire des accidents asphyxiques qui pourraient devenir irrémédiables et qui, dans tous les cas, jetteraient le trouble dans l'entourage et gèneraient considérablement le chirurgien.

Ce procédé, ainsi que celui de la cuvette, conviennent bien lorsque l'on veut administrer le chloroforme à doses massives.

Ces différents moyens pour administrer les vapeurs anesthésiques sont loin d'être mauvais, sans doute, mais ils ne permettent pas de régler facilement le débit et provoquent, dans tous les cas, un déchet considérable de chloroforme. Le procédé du cornet est, parmi ces appareils de fortune, celui qui nous paraît être le plus commode et celui qui économise le plus de substance anesthésique. En s'en servant bien, c'est-à-dire, en veillant à ne pas le tenir trop rapproché des narines et à ne pas coiffer trop hermétiquement ces orifices, on en obtient un très bon résultat.

Désireux de pratiquer l'anesthésie dans les meilleures conditions possibles afin de diminuer les chances d'accidents, nous avons cherché à réunir dans un appareil facilement maniable, commode à nettoyer et peu fragile, toutes les conditions susceptibles de rendre la chloroformisation du cheval plus pratique. Nous avons voulu aussi réduire au minimum le déchet de chloroforme, déchet qui est surtout notable lorsque l'on emploie le procédé de la cuvette. Avec tous ces avantages, l'appareil que nous préconisons et que nous avons adopté a, en outre, celui de rendre une main libre, ce qui permet à l'aide chargé de l'anesthésie, d'explorer le pouls et l'œil et d'aller lui-même chercher la langue quand le moment est venu de la maintenir hors de la bouche.

Cet appareil que nous désignons sous le nom de

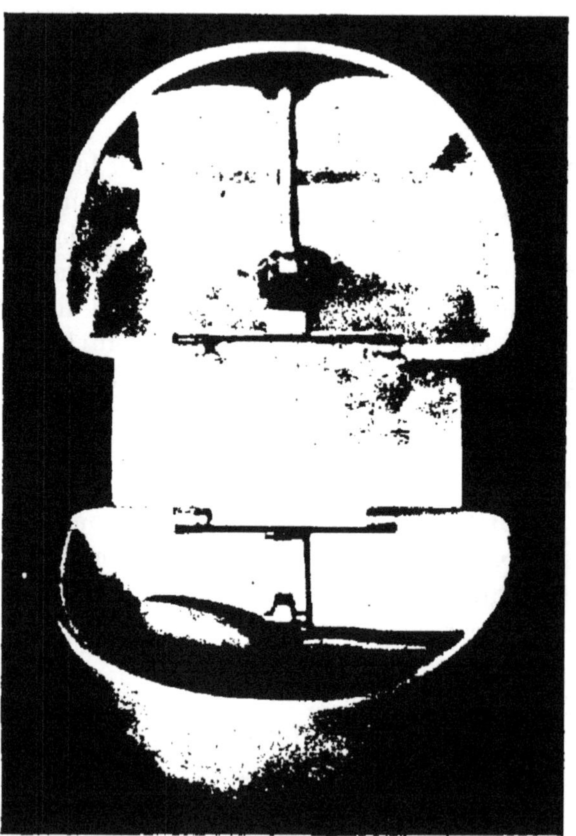

Fig. 3. — Masque à anesthésie.

masque à anesthésie et dont l'emploi constitue notre *procédé du masque*, est représenté dans la figure ci-dessus (fig. 3). C'est un porte-compresse entièrement métallique qui se compose de deux petites corbeilles mobiles à l'aide de charnières sur une plaque rectangulaire, longue de 9 centimètres sur 5 centimètres de large. Au fond de chaque corbeille, se trouve un support destiné à recevoir une compresse de gaze sur laquelle on projette, de temps en temps, quelques gouttes de chloroforme et d'où s'échappent ensuite les vapeurs de l'anesthésique.

Pour se servir de cet appareil, une fois que le cheval est couché, on le présente à l'orifice des narines après l'avoir chargé de chloroforme. On doit le maintenir à 1 ou 2 centimètres de cet orifice pour que les vapeurs de l'anesthésique se mélangent à une certaine quantité d'air avant de pénétrer dans les voies respiratoires (1).

COMMENT ON DOIT SURVEILLER SON MALADE PENDANT LE SOMMEIL CHLOROFORMIQUE

Si les premières manifestations chloroformiques sont bruyantes chez la plupart des malades, il n'en est plus de même après quelques instants, quand l'angoisse du début est passée ; tout se fait alors dans le plus grand silence, au point que la mort peut survenir sans qu'aucune personne de l'entourage s'en aperçoive. Il est donc important que l'opérateur apprenne comment il doit établir sa sur-

(1) Avant d'être pourvu de notre masque, nous avions eu l'idée de faire respirer des vapeurs pures de chloroforme par une seule narine en laissant l'autre libre, le mélange d'air et d'anesthésique devant se faire au niveau du naso-pharynx. Il nous fallait pour cela : *a* un générateur de vapeurs chloroformiques, *b* un tube de communication, *c* un entonnoir à soupapes pour adapter l'appareil à la narine. Tout cela était un peu compliqué pour un appareil à l'usage de la clinique, c'est pourquoi nous n'avons pas donné suite à cette idée.

veillance et de quelle façon *il doit aller à la recher-che* des signes qui peuvent lui donner des indications précises sur la marche de l'anesthésie. Comme la mort peut se produire par syncope ou par asphyxie, à n'importe quel moment de la chloroformisation — c'est là une vérité, dont chacun doit bien se pénétrer — la responsabilité de celui qui donne le chloroforme est considérable : aussi ne doit-il rien négliger pour se mettre à l'abri de tout accident. Sa surveillance doit être constante et, pour être plus sûr de lui-même, il ne doit pas s'occuper de ce que fait le chirurgien, quelque intérêt que cela puisse avoir pour lui.

Il y a deux fonctions qu'il ne faut pas perdre de vue pendant le cours d'une anesthésie, ce sont celles de la circulation et de la respiration ; de plus, il existe un organe qui est de la première importance pour en suivre pas à pas la marche, c'est l'œil qui est justement placé tout près et que l'on peut examiner à loisir.

Nous verrons d'abord les phénomènes que l'on doit rechercher sur cet organe, puis nous passerons en revue les modifications qui surviennent dans l'état du pouls et dans l'état de la respiration sous l'influence du chloroforme.

A. — Phénomènes à rechercher sur l'œil.

L'œil qui est à la portée de l'aide chargé d'endormir, doit être interrogé souvent du doigt et du regard. Il donne des indications sûres et ses réactions quoique délicates, sont tellement nettes qu'elles ne peuvent échapper à un observateur prudent et attentif, fût-il tout à fait novice dans l'art de donner le chloroforme.

Les yeux deviennent d'abord fixes pendant les premières inhalations, puis ils se convulsent bientôt en haut et en arrière. Quand la période d'excitation est franchie et que l'anesthésie devient profonde, leurs axes reviennent à l'horizontale. Sur beaucoup de malades, on constate du nystagmus, c'est-à-dire une sorte d'oscillation transversale du globe; cette oscillation, d'abord assez rapide, devient de plus en plus lente au fur et à mesure que la résolution générale s'accentue. Nous l'avons vu subsister pendant le sommeil le plus profond, mais elle se faisait alors avec une extrême lenteur ; l'œil semblait mû par une sorte de mouvement pendulaire.

La paupière tombe dès les premiers moments de l'anesthésie et ferme l'œil à moitié. Avant de s'abaisser elle est quelquefois le siège d'une sorte de trépidation par suite de la contraction répétée de l'orbiculaire.

Quand on la soulève et que l'on pose doucement le doigt sur la cornée, l'œil réagit avec une fidélité qui ne trompe jamais ; il se produit un réflexe de contraction ou palpébral qui se manifeste *jusqu'à ce que la période chirurgicale est atteinte*. Il nous a paru, sur les nombreux cas d'anesthésie que nous avons observés, que cette sensibilité réflexe de l'œil était surtout marquée à son angle interne et au centre de la cornée et, qu'à ces points-là, elle disparaissait plus tard que sur les autres parties de la vitre. Dans tous les cas, dès que le réflexe n'existe plus, l'indication est formelle : il faut, d'urgence, éloigner le chloroforme et ne le redonner que par faibles quantités et par intervalles, sous peine d'accident. Il n'est même pas nécessaire d'attendre l'abolition entière du réflexe pour opérer avec cette prudence et nous conseillons fort, surtout à ceux qui sont peu familiarisés avec le chloroforme de diminuer considérablement les doses, dès que la contraction palpébrale ne se produit qu'à longue échéance, c'est-à-dire après plusieurs excitations mécaniques de la cornée. Notre pratique est venue nous démontrer souvent, en effet, que, sur maints chevaux, l'anesthésie utilisable est atteinte quelques instants avant la disparition totale du réflexe. Nous réglons nous-même notre conduite d'après cela ; car, lorsque ce point est franchi, il faut si peu de chloroforme pour faire passer le pas à son malade, que l'on a tout intérêt, surtout quand on est seul et que l'on est obligé de confier les compresses à un profane, d'agir avec une extrême attention. Il en résulte que lorsque le réflexe est près de disparaître, c'est-à-dire dès que la conjonctive est devenue presque insensible aux excitations mécaniques et ne réagit qu'après plusieurs attouchements du doigt, il faut diminuer le débit et se tenir sur le qui-vive.

Si l'on regarde la pupille, on voit qu'aux premières inhalations il se produit quelquefois de la mydriase qui *ne reste pas fixe* ; le plus souvent on la voit alternativement se dilater et se resserrer jusqu'au moment de l'anesthésie chirurgicale. Alors la pupille se *fixe dans le myosis et reste immobile.*

Donc disparition du réflexe palpébral et myosis fixe et immobile, doivent se constater ensemble lorsque le sommeil est profond et la résolution absolue. On entend généralement en même temps le malade ronfler et sa respiration est des plus calmes.

Quand l'intoxication est menaçante, *la pupille se dilate brusquement.*

Sa dilatation lente et progressive est un signe de réveil. Ce signe s'accompagne ordinairement de quelques mouvements des membres qui indiquent le retour de la motilité puis de la sensibilité.

En résumé, l'œil est très utile à consulter, nous dirons même qu'il est *indispensable de l'examiner à chaque instant pour suivre pas à pas la marche de l'anesthésie.* Son exploration est facile, ses réactions sont nettes, délicates, sûres, il prévient l'observateur des moindres faux pas de l'organisme et des dangers qui le menacent. — On ne saurait trop s'occuper de lui pendant que l'on donne le chloroforme.

B. — Modifications à suivre dans l'état du pouls.

Autant l'œil est facile à examiner, autant les phénomènes objectifs présentés par le cœur sont difficiles à saisir. Cet organe est, en effet, loin de l'aide qui est chargé du chloroforme et son exploration directe n'est pas possible. Mais on peut y suppléer par l'examen du pouls que l'on a à sa portée.

Au début, la pression sanguine est accrue et le pouls est ordinairement accéléré, souvent même irrégulier. Quelquefois on le voit se ralentir momentanément, c'est quand l'action irritante du chloroforme sur les voies supérieures de l'appareil respiratoire, se transmet au centre d'arrêt du cœur (1.

(1) D'après Laborde (Académie de médecine, séance du

Plus tard la pression sanguine s'abaisse, les battements du pouls sont faibles et ralentis, l'artère est molle ; ces phénomènes sont dus à l'action directe du chloroforme sur le centre cardiaque.

Pendant le sommeil chirurgical, les battements sont réguliers et le pouls est lent, plein et serré. Les lèvres doivent rester colorées.

Enfin quand on atteint le collapsus, cette période suprême, quand la moelle tout entière est envahie, le pouls devient mou et déprimé par suite de l'affaiblissement du cœur. Si l'on n'intervient pas rapidement, ce muscle s'affaisse de plus en plus et ses contractions sont si faibles, qu'elles ne se font plus sentir sur les artères un peu éloignées comme la faciale ; les muqueuses pâlissent. Le pouls, après avoir été filiforme, devient rapidement intermittent, puis imperceptible, puis nul ; c'est la mort par arrêt du cœur.

C. — Modifications à suivre dans l'état de la respiration.

La respiration doit être surveillée par-dessus tout car, s'il est vrai que la mort puisse arriver par syncope c'est presque toujours l'asphyxie qui la produit. Souvent, au début, surtout quand la chloroformisation est faite selon la méthode dosimétrique, les mouvements respiratoires comme ceux du pouls s'accélèrent et deviennent irréguliers.

D'autres fois, il est des sujets qui, pour échapper

27 mai 1890) ce phénomène résulterait de l'action irritante du chloroforme sur le trijumeau, nerf de la cinquième paire. Il serait constant chez le lapin suivant le même auteur.

au chloroforme retiennent leur respiration dès les premières inhalations. Mais cela ne dure que l'espace d'un instant et la fonction respiratoire reprenant bientôt le dessus par suite de cette asphyxie momentanée, la volonté du malade est vaincue et l'acte recommence d'autant plus rapide que le besoin de respirer est plus impérieux. Il s'agit ici du besoin *central* de respirer. Les phénomènes mécaniques de la respiration (inspiration et expiration sont en effet des actes réflexes, dont le centre nerveux se trouve dans le bulbe, au niveau de la substance grise du quatrième ventricule, près de l'origine du pneumogastrique et du spinal (1).

Il n'est pas rare, même en dehors de la volonté du

(1) Lorsque pour une raison quelconque (volonté, extraction fœtale qui interrompt subitement la respiration placentaire, submersion, la respiration s'arrête, l'individu chez lequel ce phénomène se produit est sous le coup, presque immédiatement, d'une asphyxie par privation d'air respirable d'une part et, d'autre part, d'une asphyxie par intoxication, c'est-à-dire par absorption de gaz pernicieux, lequel est ici de l'acide carbonique. Or, celui-ci accumulé dans le sang, agit par sa présence, sur les centres nerveux et les excite. Cette excitation produite par l'excès de CO_2 se localise, surtout, dans le centre qui préside à la respiration (bulbe) et alors ce phénomène surexcité se précipite et devient remarquable par son énergie. Dans les cas de dyspnée, la respiration s'accélère précisément pour cette raison. Cela explique aussi ce besoin impérieux de respirer que l'on éprouve après quelques instants quand, volontairement, on a retenu sa respiration ; la volonté ne tarde pas à être vaincue et le réflexe respiratoire intervient par suite du commencement d'asphyxie qui se produit. C'est par un phénomène analogue qu'un individu qui est submergé respire, bien que sa conscience le prévienne que ces mouvements inspiration et expiration) sont inutiles et un danger pour lui. Enfin, chez le fœtus, dès qu'il est extrait de l'organisme maternel, la respiration placentaire se trouvant brusquement interrompue, l'asphyxie se produit et bientôt le réflexe agissant, amène le premier mouvement respiratoire.

malade, de voir cette fonction se ralentir, parce que, de même que nous l'avons vu pour le cœur, l'irritation des muqueuses nasale et trachéo-bronchique a impressionné le centre d'arrêt de la respiration ; le thorax s'immobilise par suite de la contraction d'abord clonique, puis tonique des muscles de sa paroi qui deviennent en véritable tétanos et il en résulte des stases veineuses bien apparentes au bord inférieur de l'encolure. Ce ralentissement, puis . cet arrêt du thorax par intermittences d'abord et finalement par tétanisation, se remarquent surtout quand on donne le chloroforme par doses massives.

Pendant la période chirurgicale, le chloroforme a fait sentir son action sur le centre respiratoire et la respiration se ralentit, devient régulière, calme, large, profonde, souvent stertoreuse ou ronflante.

Si l'on atteint la période suprême et que le malade tombe en collapsus, les mouvements respiratoires se ralentissent encore davantage, ne se font plus bientôt qu'à des intervalles de plus en plus éloignés ; la fonction prend nettement le rythme intermittent et cesse enfin avec un râle trachéal qui quelquefois a apparu depuis quelques instants. Il ne faudrait pas confondre avec celui-ci un ronflement sonore et très régulier qui se produit sur beaucoup de sujets, dont l'anesthésie suit une marche normale. Ce ronflement témoigne de la résolution complète du voile du palais et est, par conséquent, un signe de sommeil profond.

En résumé, après une période d'irrégularité et d'accélération, la respiration doit redevenir et rester calme, régulière. Il peut se produire, surtout au début, quelques quintes de toux, mais elles cessent bientôt. La poitrine doit se soulever bien régulièrement et avec calme ; l'aide qui donne le chloroforme et le chirurgien, chacun de son côté, ne doivent jamais la perdre de vue.

Quand la respiration, après avoir passé par les phases que nous venons de faire connaître, devient de plus en plus lente, irrégulière et revêt le type intermittent c'est que la mort est proche par intoxication ; on doit alors, toute affaire cessante, ranimer son malade et le rappeler à la vie.

.•.

IRRÉGULARITÉS DE L'ANESTHÉSIE

Nous grouperons sous ce titre tout ce qui peut se présenter d'anormal au cours d'une anesthésie. Ces phénomènes sont loin de se ressembler au point de vue de leur gravité et, tandis que les uns ne constituent que de simples incidents de la chloroformisation, les autres, au contraire, sont d'un caractère plus sérieux et peuvent entraîner la mort. De ce nombre sont les accidents syncopaux que l'on doit toujours redouter et sur lesquels nous ne négligerons pas de donner des détails.

A. — Accidents sans gravité ou incidents de l'anesthésie.

En première ligne on trouve la toux qui se fait par quintes dès les premières inhalations. Dans ce cas, ordinairement l'agitation est très vive, les hennissements sont très bruyants et le malade essaie de se soustraire au chloroforme par des mouvements désordonnés de la tête et de l'encolure. Il n'y a pas lieu de s'inquiéter de cette petite scène, tout se calme bientôt ; continuez à donner le chloroforme par petites doses comme si de rien n'était.

D'autres fois, il se produit un bruit guttural plus ou moins fort, une sorte de cornage laryngo-pharyngien qui s'accompagne d'une gêne manifeste de la respiration. Il serait dû, semble-t-il, ou bien à la fermeture excessive de l'angle cervico-maxillaire, c'est-à-dire à une position trop fléchie de la tête, ou bien, à une contraction spasmodique des muscles de l'arrière-gorge. Pour le voir disparaître il suffit, dans le premier cas, de remettre la tête en bonne position en s'assurant qu'aucun lien ne vient comprimer la région rétro-maxillaire ; dans l'autre cas, de suspendre pendant quelques instants les inhalations. C'est au moment de ce spasme que, suivant nombreux auteurs de chirurgie humaine, le malade serait exposé à avaler sa langue et à s'étouffer par suite de l'obturation de l'orifice supérieur du larynx par l'épiglotte et la base de la langue.

D'après Gosselein (1), cette interprétation serait toute gratuite et ce maître en était si convaincu que, dans son service, il défendait à ses élèves de tirer la langue au dehors, voulant ainsi démontrer que la crainte de la fermeture de la glotte était illusoire. Nous nous sommes déjà expliqué quelque peu sur ce point quand nous avons fait l'étude du mécanisme de l'anesthésie, page 24; cependant nous ferons encore

(1) *Encyclopédie internationale de Chirurgie*, t. II, p. 172.

remarquer que la simple traction de la langue hors
de la bouche doit, sinon arrêter le spasme des
muscles glosso-pharyngiens, du moins combattre
ses effets et faire cesser le « tirage » parce qu'elle
agrandit le diamètre antéro-postérieur de la glotte.
Ce bruit guttural, nous ne l'avons d'ailleurs que
rarement entendu, c'est sans doute parce que, dès
nos premières anesthésies, nous avons pris l'habitude de ramener la langue au dehors aussitôt que la
période d'excitation était franchie.

Nous avons signalé précédemment que certains
malades retenaient leur respiration et nous avons
dit ce qu'il en fallait penser. Mais il est des cas où
cette fonction s'arrête brusquement en dehors de
toute volonté du sujet par suite, parait-il, d'une
contraction prolongée du diaphragme. On la rétablit
rapidement en flagellant violemment les parois du
thorax avec une serviette mouillée et en appuyant
fortement d'une façon intermittente à la base de la
poitrine au niveau des insertions costo-diaphrama-
tiques.

Enfin on peut observer encore pendant cette période
du début de la chloroformisation, surtout chez les
sujets pléthoriques et sanguins, une congestion très
vive des muqueuses qui peut même aller jusqu'à la
cyanose. Ce fait, quoique sérieux, est considéré en
général comme peu grave chez l'homme et nous
pensons que la même manière de voir peut être
admise chez le cheval.

Par contre, lorsque le malade est dans la période
de sommeil, il se produit quelquefois une pâleur
excessive des muqueuses, le pouls est alors ordinairement petit et accéléré. Il nous a été donné d'observer

cela bien souvent surtout quand l'anesthésie se prolongeait et quand il s'agissait de sujets anémiés par la maladie. Il est nécessaire, dans ce cas, de redoubler d'attention et de sollicitude parce que la plus petite distraction pourrait devenir fâcheuse. Il sera souvent prudent d'éloigner les compresses et de diminuer considérablement le débit.

B. — Accidents pouvant entraîner la mort.

Les deux derniers phénomènes dont nous venons de parler, cet état cyanotique, cette sorte d'asphyxie bleue que l'on voit quelquefois chez les sujets pléthoriques et cette pâleur excessive des muqueuses que l'on pourrait appeler, par opposition à la précédente asphyxie blanche, peuvent sans doute être suivies de mort, mais c'est exceptionnel ; aussi, les avons nous classés parmi les incidents de l'anesthésie. Il n'en est plus de même des accidents syncopaux qui sont des phénomènes toujours redoutables et qu'il n'est pas rare malheureusement de voir se terminer par la mort. Ces syncopes ont ceci de particulier, c'est qu'elles peuvent se produire à toutes les périodes de l'anesthésie. Tantôt c'est le cœur qui s'arrête le premier, d'autres fois c'est la respiration, enfin la mort par le chloroforme peut encore être due à l'arrêt simultané de ces deux fonctions.

La syncope cardiaque est la plus grave parce qu'elle est très brusque et qu'on n'a pas de moyen efficace pour la combattre. Elle semble être aussi la plus fréquente, malgré l'opinion de quelques physiologistes qui considèrent la syncope respiratoire comme plus commune.

On pourrait diviser ces irrégularités graves de l'anesthésie en accidents initiaux, en accidents bulbaires et en accidents toxiques. Mais, comme il s'agit ici d'une étude essentiellement clinique, nous préférons grouper ces grands accidents de l'anesthésie de la manière suivante :

1° Accidents graves pendant la narcose incomplète ;

2° Accidents graves pendant la narcose complète.

1° ACCIDENTS GRAVES PENDANT LA NARCOSE INCOMPLÈTE.

Le malade peut tomber en syncope au début de la chloroformisation, dès les premières inhalations par suite d'un arrêt brusque du cœur. Duret a désigné cet accident sous le nom de « syncope cardiaque laryngo-réflexe ou primitive » ou encore, sous celui de « choc chloroformique réflexe ou initial ».

Les symptômes sont les suivants : arrêt brusque du pouls, puis du cœur et coloration pâle ou blanc bleuâtre et cyanotique des muqueuses. La respiration devient d'abord superficielle et puis enfin s'arrête à son tour.

Cette syncope est due à l'irritation des nerfs sensibles (trijumeau ou laryngé) des premières voies respiratoires par les vapeurs anesthésiques, irritation qui est transmise au bulbe et qui se réfléchit ensuite sur le pneumogastrique dont l'action modératrice vient si malheureusement agir sur le cœur (Dastre). Suivant Gosselin cet accident se produirait lorsque l'on ne tient pas compte de la tolérance du malade et qu'on lui administre trop de chloroforme à la fois. L'emploi de notre masque à anesthésie qui rend si facile la chloroformisation par les doses faibles, permet d'éviter cet accident ou doit le rendre, tout au moins, très rare. En fait, nous ne l'avons jamais observé chez le cheval.

Un peu plus tard, quoique toujours dans la période d'excitation, il peut se produire une syncope respiratoire dont les symptômes, la plupart d'ordre spasmodique (François-Franck, Académie de médecine, 24 juin 1890), sont les suivants : congestion des muqueuses, contracture et état tétanique des muscles de la poitrine y compris le diaphragme et des muscles abdominaux ; spasme laryngé, spasme bronchique et spasme des vaisseaux pulmonaires eux-mêmes. La suffocation est la conséquence de ces phénomènes, elle se produit avant que l'on ait pu remarquer aucun trouble cardiaque ou du côté du pouls. Quant au mécanisme, il s'agit encore ici d'un phénomène réflexe comme pour le cœur.

2° ACCIDENTS GRAVES PENDANT LA NARCOSE COMPLÈTE.

Dès que le sommeil est établi, le cœur peut s'arrêter puis la respiration sous l'influence d'une excitation sur le bulbe par le chloroforme qui est passé dans le sang. Duret a désigné ce phénomène sous le nom de « syncope secondaire ou bulbaire ». Suivant le professeur Arloing, l'excitation chloroformique se ferait sentir dans le bulbe d'une façon prépondérante sur les pneumogastriques, d'où la production de la syncope. Celle-ci serait donc, à ce temps de l'anesthésie, d'origine cardiaque. Ses symptômes sont les suivants : dilatation brusque des pupilles. Le pouls tombe sur-le-champ et devient petit et misérable, puis il cesse de battre ; les muqueuses de la bouche et des paupières deviennent cadavériques, la plaie opératoire cesse de saigner. Enfin la respiration s'arrête.

Au cours de la narcose, si la dose de chloroforme absorbé devient considérable, il se produit un véritable empoisonnement ; on connaît cet accident sous le nom de « syncope tertiaire par intoxication ou d'apnée toxique ». Dans cette intoxication, la respiration s'arrête d'abord, puis quelques secondes après le cœur (Arloing) ; les troubles respiratoires sont donc primitifs. Pour François-Franck l'arrêt toxique ne se produirait jamais instantanément ni d'emblée, il s'annoncerait par l'affaiblissement du pouls.

Ces morts par intoxication s'observent quelquefois quand le malade a repris ses sens, dans les quelques heures qui suivent la chloroformisation.

Comme conclusion de ce qui précède, nous rappellerons ces préceptes d'Arloing :

a) Au début surveillez le cœur et la respiration ;

b) Pendant la deuxième phase surveillez le cœur ;

c) Dans la troisième phase surveillez la respiration.

PROPHYLAXIE ET TRAITEMENT DE LA SYNCOPE CHLOROFORMIQUE

Le mécanisme des accidents de la chloroformisation est bien connu aujourd'hui, c'est pourquoi on peut prendre certaines précautions qui sont autant de moyens prophylactiques contre les alertes ou même les accidents mortels auxquels le patient est exposé.

D'une manière générale, on devra éviter, à moins

d'urgence, de donner du chloroforme à un malade qui présenterait quelque contre-indication à l'anesthésie. Nous verrons dans le paragraphe suivant ce qu'il faut entendre par là.

L'administration du chloroforme par doses faibles et continues, conformément aux règles exposées précédemment, permettra d'éviter la syncope du début (syncope primitive de Duret) en n'exposant pas la muqueuse naso-laryngienne à une impression trop brusque ou trop intense.

En outre, quand on est en présence d'une altération du myocarde avec ou sans dilatation du cœur, arythmie, etc., lorsque par suite d'anémie ou de longues souffrances un sujet présente un cœur dont les bruits sont voilés, plus ou moins diffus, que le pouls est petit et difficile à percevoir, lorsqu'il existe des lésions d'orifice ou de valvules ; en un mot quand l'on a affaire à un cœur défaillant dont l'état est encore susceptible de s'aggraver sous l'influence du chloroforme, surtout si la narcose doit se prolonger, on peut administrer des toniques du cœur (teinture de digitale, teinture de strophantus) pendant quelques jours avant la chloroformisation.

Ce traitement pré-opératoire du cœur qui est inutile chez les sujets robustes, a été conseillé il y a trois ans environ, par le Dr Feilchenfeld, de Berlin et a été employé depuis par les docteurs Tillmanns, de Leipzig et Witzel, de Bonn.

On a recommandé, pour diminuer ou supprimer les effets initiaux du chloroforme, divers moyens parmi lesquels nous citerons :

a) L'emploi de pulvérisations nasales ou de badigeonnages de la cloison avec une solution faible de cocaïne afin d'anesthésier l'extrémité des branches du trijumeau et d'amener ainsi l'insensibilité de la pituitaire (méthode de Rosenberg).

b) L'administration de la morphine en injection sous-cutanée faite quinze à vingt minutes avant les premières inhalations, afin de diminuer l'excitabilité centrale. Mais, au dire des auteurs, l'emploi de ce médicament ne serait pas sans danger, car, si l'on peut, grâce à lui, éviter la phase d'excitation, il favorise l'arrêt de la respiration.

c) Dastre et Moral, dans le but d'empêcher l'excitation que produit le chloroforme sur le pneumogastrique et le noyau modérateur des centres cardiaques, ont conseillé de faire, vingt minutes avant l'anesthésie, une piqûre d'atropine. Ce médicament qui n'a aucune action sur les accidents respiratoires réflexes, peut rendre plus de service en l'associant à la morphine comme l'a préconisé Aubert.

d) Enfin, suivant Langlois et Maurange, on préviendrait les troubles cardiaques et on ferait disparaître les dangers d'une syncope réflexe, en diminuant l'excitabilité du pneumogastrique à l'aide d'une piqûre d'oxyspartéine et de morphine associées faite, sous la peau, quelques minutes avant de pratiquer la narcose.

Tels sont les moyens prophylactiques que l'on peut employer. Mais, pour un opérateur prudent l'examen du pouls, de la respiration et de la sensibilité réflexe de l'œil, pourra souvent prévenir tous les dangers.

Pour ce qui est du traitement des *grands accidents* de l'anesthésie, l'instantanéité avec laquelle ils se produisent souvent, ne permet pas d'en rechercher le point de départ exact, ainsi que L. Labbé l'a fait remarquer. D'ailleurs la pratique ne retirerait rien de la connaissance de leur cause, parce que l'on est à peu près sans ressources contre la syncope cardiaque. Il faut donc, sans perdre de temps, s'adresser au seul moyen sérieux : la respiration artificielle, complétée par les tractions rythmées de la langue, méthode que nous allons exposer dans tous ses détails.

Par *Respiration artificielle*, on doit entendre l'ensemble des manœuvres par lesquelles on cherche à suppléer à la respiration naturelle, brusquement interrompue par l'anesthésie chloroformique ou par toute autre cause, strangulation, immersion, etc... On peut avoir recours dans ce but, à plusieurs méthodes, mais nous n'en citerons qu'une, celle qui, selon nous, est la seule vraiment pratique chez le cheval. Elle résulte de la combinaison de deux manœuvres bien connues en physiologie et qui consistent en pressions sur le thorax et en tractions rythmées de la langue (1).

Avant de faire quoi que ce soit, assurez-vous le concours d'un aide intelligent (la présence d'un confrère serait évidemment l'idéal). Imposez silence à l'entourage et mieux, éloignez-le si c'est possible pour ne garder autour de vous que des personnes utiles. Si vous êtes dans une salle, ouvrez-en toutes les issues afin de donner au malade une atmosphère abondante et pure. Enfin, faites ôter tout ce qui

---

1) VÉSALE, en 1555, pratiqua le premier la respiration artificielle ; c'est LEGALLOIS qui l'introduisit définitivement, en 1812, dans la technique physiologique.

Quant aux tractions rythmées de la langue, LABORDE les fit connaître à l'Académie de médecine le 5 juillet 1892 et le 7 novembre 1893.

pourrait vous gêner dans vos manœuvres, ou tout ce qui serait susceptible de devenir un obstacle à la respiration ; donc dégagez la tête entièrement et enlevez les entraves pour rendre les membres libres. Le cheval est laissé en décubitus latéral, la tête reposant sur l'une de ses faces et faisant avec l'axe de l'encolure un angle assez fortement obtus.

Tout cela doit se faire en un clin d'œil et le plus rapidement possible, car on ne va jamais trop vite.

Une fois ces précautions prises, placez l'aide que vous avez choisi, à la tête (un confrère si c'est possible), faites-le s'agenouiller au voisinage du bout du nez puis, donnez-lui la langue ; qu'il la prenne à pleine main, le pouce en dessus et qu'il se tienne prêt à tirer sur l'organe et à le refouler dans la cavité buccale d'une façon intermittente et avec le rythme que vous indiquerez.

Vous-même, en faisant face au thorax (l'aide qui tient la langue à votre gauche ou à votre droite, suivant que le malade est couché sur le côté droit ou gauche) placez-vous un peu en arrière de l'appendice xyphoïde du sternum que vous effleurez avec vos jambes, sans y prendre un point d'appui. Ou bien et mieux, si votre taille vous le permet, enjambez le corps du cheval au niveau du garrot en faisant face à l'arrière-main, c'est-à-dire, mettez-vous à califourchon en tournant le dos à votre aide ; mais, dans un cas comme dans l'autre, restez toujours debout sur vos jarrets que vous fléchissez à demi. Alors les poings fermés, la paume de la main en dessous (la main en pronation) penchez-vous en avant et venez faire avec tout le poids de votre corps, une pression forte et continue pendant deux ou trois secondes sur la base de la poitrine. Puis, en vous servant de vos genoux comme d'un pivot, donnez un coup de rein et rejetez-vous en arrière dans la position primitive. Répétez la même manœuvre et continuez ainsi de façon à exercer dix à quinze pressions par minute.

Pendant que vous mettez en jeu l'élasticité de la cage thoracique par vos pressions rythmées, l'aide qui tient la langue, obéissant à votre commandement, tire sur cet organe et le remet ensuite en place au moment même où vous cessez de comprimer les côtes et où votre corps se redresse. Pour que ces mouvements se fassent bien en même temps et dans l'ordre voulu, on peut compter 1 — 2, le premier temps correspondant à la pression sur le thorax et à la traction de la langue, le deuxième, correspondant à la dilatation de la cavité pleurale et au refoulement de la langue.

Pour résumer en un tableau la durée et le synchronisme de ces deux manœuvres ou peut, étant donnée une ligne divisée en six parties égales, chacune de ces parties représentant une seconde, inscrire ainsi qu'il suit le temps et la correspondance de ces deux mouvements :

1	2
Pression de la base de la poitrine et traction de la langue.	Les côtes reprennent leur place et la langue est remise dans la cavité buccale.
Mouvement d'expiration artificielle.	Mouvement d'inspiration artificielle.

En dernière analyse, le résultat de ces manœuvres est donc le suivant : par la pression intermittente et rythmée des parois thoraciques, la cavité de la poitrine se dilate et se rétrécit alternativement, d'où un mouvement de retrait et d'expansion des poumons dont le jeu est passif. D'autre part, par les tractions rythmées de la langue, on excite la base de l'organe et l'on provoque le réflexe respiratoire.

Telle est cette méthode que nous avons eu l'occasion d'employer une fois sur un de nos malades frappé de syncope à la fin d'une anesthésie et chez lequel le succès fut complet.

Il importe de continuer la respiration artificielle pendant un temps assez long et sans interruption, si probable que la mort paraisse, le retour à la vie pouvant être encore obtenu au bout d'une demi-heure et plus. Il importe, en outre, que l'aide à qui l'on a confié la langue, sente qu'il tire bien sur la racine de l'organe, mais on le préviendra que cette manœuvre doit se faire sans brutalité. Lorsque l'on commence à sentir une certaine résistance, c'est que la fonction respiratoire se rétablit et que la vie revient.

.˙.

INDICATIONS ET CONTRE-INDICATIONS
DE L'ANESTHÉSIE

a, **Indications.** — La chloroformisation ne s'impose pas chez le cheval comme chez l'homme, où la question d'humanité, si profondément respectable, oblige le chirurgien à y recourir. Cependant, n'y a-t-il que ce sentiment seul qui doive la faire employer? Évidemment non, et, à notre époque, on peut dire que l'anesthésie est devenue une condition expresse d'une bonne opération rapidement conduite et proprement faite. Depuis sa découverte, un grand nombre d'opérations, et non pas des moindres comme chacun sait, est venu élargir le cadre de la chirurgie de l'homme et il n'est pas douteux, il est vrai, dans des proportions plus faibles, que cela ne se passe ainsi pour la chirurgie du cheval quand la narcose chloroformique sera mieux connue et moins redoutée.

Le tableau que l'on pourrait faire en ce moment des indications serait donc incomplet; car, des opérations que l'on ne tente pas aujourd'hui et auxquelles on ne songe même pas, paraîtront, dans quelques années, très abordables et utilement praticables grâce au sommeil chirurgical. On peut dire que ce chapitre des indications restera ouvert pendant un temps indéterminé qui variera suivant l'audace des chirurgiens. Tous ceux qui, désormais, voudront se libérer des vieilles routines et se moderniser un peu dans l'art de soigner le cheval, devront se mettre à employer l'anesthésie quand ils voudront intervenir chirurgicalement. La demi-anesthésie ou « chloroformisation à la reine » comme on la désigne encore, s'offre à nous avec tous ses avantages pour toutes les interventions superficielles et de courte durée — qui sont d'ailleurs les plus fréquentes dans la pratique — telles qu'une ponction de bourse séreuse, une réparation de cicatrice vicieuse, une opération de tumeur, une castration, etc..., pour lesquelles, si l'on veut guérir vite et bien, l'emploi de l'antisepsie, dont on ne peut assurer

la bonne pratique qu'avec l'aide du sommeil chirurgical, doit devenir la règle. L'application du feu
elle-même sur des sujets nerveux, ne pourrait que
gagner et serait singulièrement facilitée si l'on donnait au malade quelques bouffées de chloroforme.

Comme on le voit, les indications sont plus nombreuses qu'on est porté à le croire de prime abord.
Sans doute, l'éternel prétexte que le cheval ne mérite
pas que l'on prenne cette précaution, aura toujours
ses partisans, mais, soutenir cette thèse, c'est se
priver, de parti pris, du bénéfice de la guérison
rapide qui accompagne toujours une opération proprement faite. Les grandes administrations et l'armée
notamment, trouveront par conséquent dans cette
pratique, une part immédiate de bénéfices, parce
que leurs effectifs seront rendus plus rapidement
disponibles.

b) **Contre-indications.** — La connaissance des
contre-indications de l'anesthésie a, ainsi que chacun le devine, une importance clinique considérable.
Mais ce qu'il y a de remarquable, c'est que, depuis
quelque temps et au fur et à mesure que l'on connaît
mieux le maniement du chloroforme, cette importance tend à diminuer. Plus on se sert de cet
anesthésique et moins on redoute ses dangers ; à
telle enseigne que, telle affection qui, il y a quelques
années, était une contre-indication absolue, n'est
plus jugée aujourd'hui avec la même sévérité et
n'est plus considérée comme un empêchement réel
à la chloroformisation.

Le professeur Tillaux le dit bien nettement dans
son traité de chirurgie clinique : « Pour moi, je dirai
que les contre-indications sont à peu près nulles.

Les maladies de cœur, dont on se défiait beaucoup jadis, ne paraissent pas avoir d'influence sur le résultat de l'anesthésie. Les seules contre-indications à mon avis, sont une asphyxie imminente et une faiblesse telle, que la mort paraît prochaine. J'estime que les accidents de mort ne tiennent pas tant à l'état organique du sujet qu'à la qualité et au mode d'administration du chloroforme. Il est d'ailleurs le plus souvent impossible de dire pourquoi tel sujet a succombé. Il semble que le chloroforme agisse quelquefois sur certains organismes comme un poison et, malheureusement, on ne le sait pas à l'avance. » Ces lignes qui ont été écrites en 1897, peuvent être considérées encore aujourd'hui comme un résumé exact des longues discussions encore toutes récentes (1900-1901-1902) qui ont eu lieu devant la Société de chirurgie et divers Congrès au sujets des accidents de la chloroformisation.

Si, à vrai dire, il n'existe pas de contre-indications absolues, il y a cependant des circonstances qui exigent une prudence excessive dans l'administration du chloroforme et qui demandent à ce qu'on ne le donne qu'avec parcimonie et une patience extrême.

C'est ainsi qu'une grande impressionnabilité comme cela se rencontre parfois chez quelques chevaux de pur sang, exigera une anesthésie à début très lent et demandera de la part de celui qui donne le chloroforme, une surveillance très étroite et une sollicitude continuelle. Chez les tétaniques, dont le système nerveux est si douloureusement impressionnable et réagit à la plus légère excitation, l'anesthésie chirurgicale doit, pour ce motif, être évitée autant que possible. D'ailleurs, on a remarqué **chez** l'homme qu'elle avait occasionné plusieurs fois la mort (Prengrueber) (1). Le Fort l'explique par l'irritation naso-laryngée qui produirait une contracture mortelle des muscles de la respiration.

Du côté du cœur, les défaillances de l'organe **par** suite de dégénérescence graisseuse, l'affaiblissement des bruits, leur petitesse, leur irrégularité, **leur** intermittence sont, dans la pratique habituelle, des circonstances où l'on doit s'abstenir.

En chirurgie humaine on a remarqué que la réduction des luxations, les ruptures d'ankyloses, **les** hernies étranglées, les obstructions intestinales, **les** opérations qui se pratiquent sur l'intestin, au niveau de l'anus (fistules) ou qui intéressent les nerfs **de la** face, exposent beaucoup à la syncope pendant l'anesthésie. Tout cela est, sans doute, fort rare **chez** nos malades, mais nous ne devons pas l'ignorer.

Le choc traumatique à forme éréthique, l'anémie aiguë et l'hypothermie marquée qui font suite à **une** hémorragie abondante ou à une blessure, l'état adynamique, les congestions de l'encéphale et **des** poumons avec cyanose et menace d'asphyxie, l'emphysème pulmonaire avancé, les accès de dyspnée ou d'apnée, les plaies pénétrantes de la poitrine ou de l'abdomen sont aussi des cas qui exigent une surveillance spéciale et doivent être regardés comme des contre-indications.

En résumé, dans les diverses circonstances que nous venons d'énumérer, on devra, en principe, éviter de donner le chloroforme, quoique l'anesthésie

____

(1) *Bulletin médical*, 1889, p. 835 et 906.

soit possible quand elle est pratiquée par une **main** prudente et exercée. Si l'on y est obligé, il faudra opérer avec parcimonie et une patience extrême, surveiller très étroitement son malade et l'entourer d'une sollicitude continuelle. Mais on considérera comme des *contre-indications absolues, une asphyxie imminente et l'ensemble des phénomènes qui annoncent une mort prochaine.*

Comme on le voit, il faut se garder d'accepter sans restriction les aphorismes de Sédillot et de Gosselin « que le chloroforme pur ne tue jamais, que le chloroforme bien administré ne donne jamais la mort » ; mais il ne faut pas non plus redouter outre mesure ses dangers. Ce que nous croyons pouvoir assurer, c'est qu'une anesthésie commencée lentement et conduite avec prudence ne deviendra pas la cause d'un accident, — à moins que le patient ne soit à l'égard du chloroforme, d'une susceptibilité spéciale que rien, malheureusement, ne permet de prévoir à l'avance. Cette idiosyncrasie qu'il faut considérer comme une contre-indication absolue, doit être excessivement rare chez le cheval.

TROISIÈME PARTIE

QUELQUES CAS D'ANESTHÉSIE CLINIQUE

OBSERVATION I

Cheval de dix ans, ayant 1ᵐ,54 et pesant approximativement 400 kilos. Tempérament robuste et vigoureux.

Les premières inhalations sont faites à 4 h. 35.

4 h. 39. — La période d'excitation commence par quelques mouvements de défense.

4 h. 41. — Les muqueuses sont injectées, cramoisies. Le malade essaie de se soustraire aux vapeurs de chloroforme en baissant fortement la tête et en la ramenant vers le poitrail. Il pousse des hennissements fréquents.

4 h. 44. — Les hennissements continuent sans intermittence ; le malade ne cherche plus à se défendre et à échapper au chloroforme, ce qui prouve que l'angoisse des premiers moments a disparu ; il relève son encolure en portant la tête haute. Le timbre clair de sa voix, l'attitude fière qu'il donne à sa tête, quelques mouvements des membres qui n'ont rien de défensif ni de violent, semblent montrer que le patient est sous le coup d'une hallucination et rêve agréablement qu'il est libre dans un vaste espace où il peut prendre ses ébats.

4 h. 46. — Les hennissements deviennent plus rares, moins sonores, plus courts et s'éteignent peu à peu comme si la fatigue envahissait notre malade. C'est ainsi que la première période prend fin : il est 4 h. 47.

4 h. 47. — L'assoupissement commence ; le cœur bat assez violemment, le pouls est à 60, la respiration d'abord agitée se calme : on remarque quelques frémissements musculaires. La sensibilité générale diminue et le réflexe cornéen existe encore.

4 h. 50. — Des piqûres d'épingle faites un peu partout, notamment au voisinage des nerfs superficiels ne produisant aucune douleur ; le réflexe palpébral est nul, on constate du myosis fixe et immobile et la résolution est complète, le malade ronfle. Sa respiration et son pouls sont calmes et réguliers. — La période chirurgicale est atteinte, nous l'entretenons pendant une vingtaine de minutes. La quantité de chloroforme dépensée est de 250 grammes. C'est du chloroforme des hôpitaux militaires. Le procédé employé est celui de la cuvette.

OBSERVATION II

Nous avons affaire dans ce cas à un cheval d'un bon tempérament, mais très affaibli par des souffrances articulaires qui durent depuis un mois. Sa maigreur est extrême et il se soutient à peine. Sa température rectale est de 38°7. Notre malade a neuf ans et 1^m,55 de taille.

Il est 2 h. 58 quand on donne les premières inhalations.

3 h. 2. — Quelques mouvements des membres accusent seuls la période d'excitation, le malade ne pousse aucun hennissement.

3 h. 8. — La sensibilité commence à s'émousser, le réflexe palpébral existe mais faiblement.

3 h. 10. — L'insensibilité est complète, le réflexe palpébral est nul, la pupille s'est fixée dans le myosis et la résolution est absolue. La respiration et le pouls sont calmes et réguliers.

Nous sommes à la période de sommeil.

L'anesthésie qui avait été faite pour permettre d'explorer tranquillement et à fond l'articulation malade (arthrite traumatique du genou gauche) se poursuit normalement et dure environ dix à quinze minutes.

La quantité de chloroforme dépensée a été de 200 grammes ; comme précédemment c'est du chloroforme des hôpitaux administré par le procédé de la cuvette.

Dans cette observation, nous attirons l'attention sur l'absence de la période d'excitation, ce qui peut avoir des conséquences sérieuses quand on n'est pas prévenu et que l'on n'a pas l'habitude de manier le chloroforme. Cette absence des phénomènes du début de la chloroformisation est un fait presque constant lorsque les sujets sont très affaiblis ou lorsque les fonctions cérébrales sont annihilées par la maladie.

OBSERVATION III

Le sujet qui fait l'objet de cette observation est une jument de pur sang, très vigoureuse. Elle est âgée de 16 ans et son état d'entretien est bon, mais elle souffre d'un emphysème pulmonaire très avancé, compliqué d'une hypertrophie du cœur gauche et d'une dilatation du cœur droit (1). Il existe un pouls veineux très apparent aux vaisseaux du cou.

Après avoir, comme il convenait, fait part au propriétaire de nos craintes sur l'issue que pouvait avoir l'emploi du chloroforme, l'anesthésie est commencée à 1 h. 10.

1 h. 11. — Défenses excessivement violentes, hennissements nombreux et sonores, les flancs battent très fort, la respiration est difficile, pénible, angoissante, spasmodique, le cœur bat avec violence.

1 h. 13. — Le calme arrive, la respiration se régularise, les mouvements de la poitrine deviennent amples et larges, les défenses cessent, le cœur reste tumultueux.

1 h. 17. — Légers tremblements des membres antérieurs ressemblant beaucoup à des mouvements réflexes ; ils nous paraissent être l'indice de l'abolition des fonctions du cerveau et d'un commencement de résolution. La sensibilité générale est d'ailleurs très émoussée et il faut plusieurs piqûres profondes pour la réveiller. Le réflexe cornéen n'a pas disparu, la pupille est encore dilatée, le regard est fixe et la prunelle immobile.

1 h. 19. — Aucun mouvement, pas de défense, le calme est complet, l'œil est comme précédemment.

(1) Ce diagnostic a pu être confirmé ; quelques mois après, la jument est morte et nous avons trouvé à l'autopsie, outre des lésions d'emphysème, un cœur double du volume normal.

1 h. 21. — Le réflexe cornéen n'est pas complètement disparu, cependant il est très atténué, car il faut plusieurs attouchements pour le provoquer; la pupille est dilatée, le regard reste fixe, l'œil atone; les conjonctives et la muqueuse de la bouche sont fortement injectées et tendent vers la cyanose; les vaisseaux du cou sont gonflés de même que le réseau vasculaire sous-cutané. Tout cela prouve que la circulation se fait mal, cependant le cœur fonctionne avec énergie, mais il est difficile de compter le pouls qui est devenu petit et par moments, presque imperceptibles. La respiration diminue d'amplitude.

Bien que le réflexe de l'œil subsiste encore, l'insensibilité est complète et nous nous hâtons d'intervenir pour ne pas prolonger inutilement cet état qui n'est pas sans danger. Cela nous prend une dizaine de minutes.

J'ai tenu à rapporter cette observation parce que la situation ici était plutôt délicate. Il fallait être prudent, user du chloroforme avec la plus grande parcimonie, opérer lentement. Enfin il fallait aussi ne pas perdre de vue un seul instant son malade, sous peine d'accident et d'accident grave. Grâce à ces précautions, le réveil s'est fait régulièrement; les premiers signes se sont montrés du côté de l'œil à 1 h. 29.

La chloroformisation, même chez un cardio-pulmonaire, comme c'était le cas ici, est donc possible et cette contre-indication ne doit pas être considérée comme absolue. — A propos du réflexe cornéen, qui a subsisté pendant tout le cours de l'anesthésie, bien que la narcose chirurgicale fût complète, nous saisissons l'occasion de signaler que ce fait se rencontre quelquefois chez certaines femmes extrêmement nerveuses. — On se rappelle qu'il s'agit dans cette observation, d'une jument de pur sang, très irritable; il y a là un point commun qu'il n'est peut-être pas indifférent de faire remarquer.

OBSERVATION IV

Cette observation est intéressante parce qu'elle montre que la période d'excitation disparaît presque entièrement et peut passer par conséquent inaperçue lorsque les fonctions du cerveau sont troublées.

Il s'agit d'une jument très près du sang, distinguée et énergique, dont le tempérament est sanguin-nerveux. Elle a fait, il y a trois jours, une chute sur la tête qui a provoqué une forte commotion cérébrale. Après l'accident, elle est restée dans le coma pendant plusieurs heures et actuellement, tout mouvement des membres est impossible ; la jument est couchée, agite sa tête de temps en temps et essaie de mâchonner quelques brins de paille.

Au moment des premières inhalations, on compte 11 respirations, cette fonction est calme, régulière. Le pouls est à 28, petit et faible, l'artère est molle. Quant au cœur, il bat faiblement mais avec régularité.

L'anesthésie commence à 2 h. 30.

2 h. 35. — La respiration reste calme, régulière et la malade ne fait aucune défense.

2 h. 38. — Premier hennissement très faible et court (un seul) et aucun mouvement de défense. La respiration ne perd rien de sa régularité, mais l'expiration devient un peu plus longue et légèrement plaintive. Le pouls reste très faible.

2 h. 41. — Les paupières sont baissées, le réflexe cornéen est très faible mais subsiste encore, la respiration se ralentit et on ne compte plus que huit mouvements. De son côté, le pouls s'est affaibli et ses battements deviennent imperceptibles. L'insensibilité est complète et l'anesthésie chirurgicale est entière.

A remarquer encore dans cette observation que la période chirurgicale a été atteinte avant la disparition complète du réflexe palpébral. Il eût été dangereux d'attendre la disparition totale de ce réflexe pour considérer le malade comme endormi.

OBSERVATION V

Ce cheval a été endormi pour pratiquer l'opération que nous avons décrite, il y a quelque temps, sous le nom d'*opération de la cure radicale de l'éponge chronique*. C'est un sujet très gras, presque obèse ; cependant le cœur est en bon état.

9 h. 12. — Premières inhalations.

9 h. 13. — Quelques mouvements de défense.

9 h. 15. — Défenses plus violentes et quelques hennissements.

9 h. 17. — Les défenses continuent mais deviennent de moins en moins énergiques.

9 h. 21. — L'assoupissement commence, les fonctions circulatoires et respiratoires se font bien.

9 h. 24. — Le malade entre dans la période d'anesthésie, la respiration est très calme, et le cœur fonctionne régulièrement ; le réflexe palpébral qui subsiste encore est très faible.

9 h. 27. — Le sommeil est complet et la résolution musculaire générale ; le malade ne fait aucune défense, les paupières sont presque fermées. Le réflexe palpébral subsiste très légèrement, bien que la période chirurgicale soit atteinte. — On commence l'opération qui dure jusqu'à 11 h. 22.

Dans cette observation, le sommeil a été entretenu pendant près de deux heures et, au cours de l'opération, aucune alerte ne s'est produite. La respiration et le pouls bien surveillés sont toujours restés réguliers. Ici encore l'anesthésie s'est montrée avant que le réflexe palpébral ne soit complètement disparu. Je crois qu'il est toujours prudent de rester un peu en deçà ; c'est le moyen d'éviter un accident, surtout quand l'anesthésie doit se prolonger.

C'est par le *procédé du masque* que nous avons opéré. Avec lui l'anesthésie arrive un peu plus lentement, mais c'est favorable au malade et il est ainsi à l'abri des accidents du début de chloroformisation.

CONCLUSIONS

Le chloroforme qui fut découvert en 1831 n'a été
connu comme anesthésique qu'en 1847 après les travaux de Flourens, qui le proposa (8 mars 1847)
comme anesthésique dans la pratique des opérations
La même année un chirurgien anglais, le Dr Simpson,
signala, lui aussi, son action stupéfiante sur l'organisme humain. Depuis cette époque, ce corps occupe
le premier rang parmi les anesthésiques généraux.

On ne doit employer que du chloroforme extrème-
ment pur, bien que l'on ait moins de tendance aujour-
d'hui à incriminer la qualité du chloroforme que la
façon dont on l'administre. Ce produit se conserve
très bien et presque indéfiniment quand on le tient à
l'abri de la lumière et de l'air, surtout de l'air
humide.

L'emploi de l'anesthésie dans la pratique courante
de notre chirurgie, nous permettra une application
exacte de la méthode antiseptique, dont la conséquence sera une guérison plus rapide et une cicatrice
qui fera honneur au chirurgien. En opérant sous le
chloroforme, on pourra aussi aborder sans crainte
des opérations que nous n'osons tenter aujourd'hui,
ou que nous ne pratiquons pas avec tout le soin dési-
rable. Il est donc surprenant, devant tous les bienfaits que l'on pouvait en retirer, que la narcose
chloroformique soit restée aussi longtemps un moyen

exceptionnel pour placer nos malades dans les meilleures conditions d'une opération proprement faite et rapidement conduite.

Les effets de l'absorption du chloroforme se divisent en trois périodes.

a) Une *première période* ou *période cérébrale* qui comprend une phase d'excitation et une phase de sommeil.

b) Une *deuxième* qui est la *période d'anesthésie chirurgicale* et qui comprend également deux phases, l'une marquée par la disparition de la sensibilité et l'autre par l'abolition de la motilité.

Pendant le sommeil, la pupille se fixe dans le myosis et le réflexe palpébral est nul. Ce dernier signe prouve que la sensibilité est complètement abolie. Tous les muscles sont alors en résolution, le masséter est celui qui se relâche le dernier. Ce sont là les signes principaux de la période opératoire ; *ils ne doivent jamais échapper à celui qui donne le chloroforme.*

Les signes du réveil sont : le retour du réflexe palpébral, celui de la motilité et la *dilatation lente* de la pupille (sa dilatation brusque est un signe d'intoxication).

On ne peut pas fixer à l'avance la quantité de chloroforme qui est nécessaire pour atteindre cette période de tolérance anesthésique. Chez l'homme, les recherches que l'on a faites à ce sujet n'ont fourni aucun renseignement pratique. Chez le cheval, nos observations personnelles nous ont montré que ces quantités varient avec chaque individu selon sa force et son état de santé. Il faut tenir compte aussi dans cette quantité dépensée, de l'habileté plus ou moins grande de celui qui donne le chloroforme, car un opérateur peu exercé aura plus de déchet et, finalement, dépensera plus de chloroforme qu'un autre qui saura bien régler le débit de l'anesthésique, qui surveillera à tout instant la respiration, la pupille et surtout le réflexe oculo-palpébral, en un mot, qui sera tout entier à son rôle afin de surprendre toute tendance au réveil qu'il pourra ainsi prévenir en donnant encore quelques gouttes de chloroforme.

La quantité d'anesthésique qu'il faut avoir à sa disposition pour entretenir une narcose d'une demi-heure environ est de 300 grammes en moyenne.

c) Enfin une *troisième période* ou *période bulbaire* qui est la zone dangereuse que l'on ne doit jamais atteindre ; à vrai dire c'est une complication grave de l'anesthésie.

On la reconnaîtra au ralentissement puis à l'intermittence progressivement croissante de la respiration, au râle trachéal qui se produit souvent, à l'affaiblissement du cœur, à la petitesse et à la lenteur du pouls. Enfin à la *dilatation brusque* de la pupille sa dilatation lente et progressive est un signe de réveil). Le chloroformisateur doit à tout instant *voir* et *entendre* respirer son malade ; de fait, la respiration est bien plus importante que le pouls.

Malgré les opinions contradictoires qui ont été émises à propos de la demi-anesthésie, la dualité d'action du chloroforme, suivant la dose administrée est réelle. Pendant cet état hypoesthésique qui réside entre l'excitabilité et la résolution, le malade, s'il n'est pas complètement insensible, devient indifférent à la douleur, ce qui est de nature à faciliter singulièrement l'intervention du chirurgien. La demi-anesthésie a aussi cet autre avantage d'être à peu près sans danger, puisque la dose absorbée de chloroforme n'est jamais telle qu'elle puisse causer des accidents. Sans doute, la syncope primitive est toujours à craindre, mais on peut l'éviter presque à coup sûr, quand on administre le chloroforme par de petites doses et avec toutes les précautions voulues. L'emploi de notre masque rend ce mode d'administration des plus faciles.

Avant de commencer l'anesthésie, on se conformera aux règles générales indiquées au cours de ce travail, telles que demander le consentement du propriétaire, coucher le cheval à jeûn et le débarrasser de tout ce qui pourrait gêner la respiration ou la circulation ; éloigner les curieux et ne garder autour de soi que des aides utiles. Enfin, il y aura lieu de s'assurer que le malade ne présente aucune contre-indication à l'anesthésie et l'on se pourvoira de chloroforme en quantité surabondante.

On peut donner le chloroforme par doses massives ou par doses faibles et progressivement croissantes ; c'est cette dernière méthode que l'on adoptera comme étant celle qui expose le moins aux dangers du début de la chloroformisation. Le procédé du masque est celui qui diminue le plus les chances d'accident, en même temps qu'il réduit au minimum le déchet de chloroforme.

Pendant le sommeil, l'aide qui est chargé du chloroforme ne perdra jamais de vue son malade et *ira à la recherche des signes* qui peuvent lui donner des indications précises sur la marche de l'anesthésie. Parmi ces signes, ceux fournis par l'examen du pouls de la respiration et de l'œil ne *devront jamais passer inaperçus*. La mort qui peut se produire par syncope ou par asphyxie à n'importe quel moment de la chloroformisation, prouve bien que l'on ne saurait entourer le malade de trop de sollicitude.

Pendant l'administration du chloroforme, on ne devra pas s'effrayer des quelques incidents qui accompagnent toujours l'anesthésie, mais on se tiendra toujours prêt à parer aux accidents syncopaux qui peuvent se produire à n'importe quel moment de l'opération. Ces *grands accidents* seront traités aussi rapidement que possible par la respiration artificielle et les tractions rythmées de la langue qui sont les seuls moyens pratiques de rappeler le malade à la vie.

Contrairement à ce que l'on pense habituellement, les indications de l'anesthésie chez le cheval sont nombreuses et, à notre époque, elle est devenue une condition expresse d'une bonne opération rapidement conduite et proprement faite.

Parmi les contre-indications, il n'y a que deux circonstances où l'on doive toujours s'abstenir, c'est lorsque l'on est en présence d'une asphyxie imminente ou d'une mort prochaine. Dans tous les autres cas on pourra, si l'urgence le commande, administrer le chloroforme, sauf à entourer le malade de toute la sollicitude que son état réclame. Rien n'empêche d'ailleurs de s'arrêter à une demi-anesthésie.

Il ne faudra pas oublier qu'il y a des sujets qui sont particulièrement susceptibles à l'action du chloroforme et comme rien ne le fait prévoir à l'avance, on devra toujours opérer avec toutes les précautions voulues. Dans toutes les circonstances, c'est lentement et goutte à goutte que l'on donnera l'anesthésique, mais en augmentant peu à peu la vitesse du débit. De la sorte, le passage de l'aspiration de l'air pur à l'inhalation d'air mélangé de vapeurs chloroformiques, devient, sinon tout à fait insensible pour le malade, du moins assez graduel pour ne pas l'impressionner d'une façon pénible et surtout dangereuse.

FIN

TABLE DES MATIÈRES

7138-03 — Corbeil. Imprimerie Crété.